ÉTUDE

CLINIQUE ET THÉRAPEUTIQUE

DES AFFECTIONS

PÉRIODIQUES IDIOPATHIQUES

OU

DES FIÈVRES

INTERMITTENTES, RÉMITTENTES, CONTINUES ET PERNICIEUSES

DES PAYS CHAUDS

GUÉRIES OU HEUREUSEMENT MODIFIÉES

PAR LA QUININE ET LE FER

PAR

TH. BOTTARO

Docteur en médecine (Montpellier), docteur en chirurgie (Paris),
Ancien médecin en chef au département des Cyclades (Grèce),
Ancien membre titulaire de la Société médicale d'émulation de Montpellier,
Correspondant de celle de Toulouse, etc., etc.

Vidi, observavi, scripsi.

PARIS

CHEZ LOUIS LECLERC, LIBRAIRE

RUE DE L'ÉCOLE DE MÉDECINE, 14

MONTPELLIER	ATHÈNES
CHEZ COULET, LIBRAIRE	CHEZ WILBERG
GRAND'RUE, 5	LIBRAIRE

ÉTUDE

CLINIQUE ET THÉRAPEUTIQUE

DES AFFECTIONS

PÉRIODIQUES IDIOPATHIQUES

ÉCRITS DE L'AUTEUR

—————

1. Considérations cliniques sur la nature et le traitement du rhumatisme articulaire aigu. Montpellier, 1855. In-8° de 65 pages.

2. Diagnostic différentiel des tumeurs de la glande testiculaire. 2e édition. Paris, 1857. In-8° de 80 pages et un tableau.

3. Préceptes contre le choléra (en grec). Syra, 1865. In-8° de 11 pages.

PARIS. — J. CLAYE, IMPRIMEUR, RUE SAINT-BENOIT, 7.

ÉTUDE
CLINIQUE ET THÉRAPEUTIQUE

DES AFFECTIONS

PÉRIODIQUES IDIOPATHIQUES

OU

DES FIÈVRES

INTERMITTENTES, RÉMITTENTES, CONTINUES ET PERNICIEUSES

DES PAYS CHAUDS

GUÉRIES OU HEUREUSEMENT MODIFIÉES

PAR LA QUININE ET LE FER

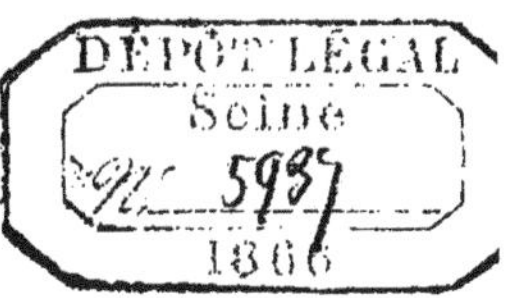

PAR

TH. BOTTARO

Docteur en médecine (Montpellier), docteur en chirurgie (Paris),
Ancien médecin en chef au département des Cyclades (Grèce),
Ancien membre titulaire de la Société médicale d'émulation de Montpellier,
Correspondant de celle de Toulouse, etc., etc.

Vidi, observavi, scripsi.

PARIS

CHEZ LOUIS LECLERC, LIBRAIRE

RUE DE L'ÉCOLE DE MÉDECINE, 14

MONTPELLIER	ATHÈNES
CHEZ COULET, LIBRAIRE	CHEZ WILBERG
GRAND'RUE, 5	LIBRAIRE

1866

INTRODUCTION

Mon intention n'est pas de faire *ex professo* l'histoire complète et détaillée des maladies périodiques idiopathiques, et encore moins d'écrire un livre didactique sur cet état pathologique, mais bien de présenter au scrutin de la science quelques considérations sur les caractères propres et distinctifs de ces affections, et de jeter, s'il m'est possible, quelque clarté sur une question de la plus haute importance pratique.

Ayant exercé la médecine, pendant dix années consécutives, en Grèce où l'affection périodique idiopathique est très-commune, et m'étant trouvé dans les conditions les plus favorables pour étudier les mille formes sous lesquelles elle se présente dans la pratique, je soumets à l'appréciation du monde médical ces quelques pages écrites en dehors de toute prétention à la nouveauté et à l'érudition scientifique, sous la simple impression des faits observés et de leur interprétation clinique, que le devoir de bien faire impose à tout homme qui se consacre à l'art de guérir; ce sont, en d'autres termes, mes élucubrations médicales que j'ai l'honneur de livrer à la publicité.

Mon travail sera divisé en deux parties bien distinctes : dans la première, après quelques définitions nécessaires, je m'occupe de l'affection périodique idiopathique considérée dans son ensemble; je jette ensuite un coup d'œil rapide sur la marche et l'étiologie de l'affection en général; puis je passe à l'étude des différentes espèces, en appuyant principalement sur quelques points cliniques puisés dans les faits observés, dont les plus saillants seront décrits et discutés; je présente aussi les observations qui me paraissent être les plus intéressantes pour fixer sur elles l'attention des praticiens; j'insiste un peu longuement, peut-être, sur la fièvre pernicieuse ou l'élément pernicieux de l'affection, à cause de sa gravité et des obscurités qui entourent son diagnostic; je note également quelques faits d'anatomie pathologique qui me sont propres, et je parle enfin des antagonismes observés et que je pourrais, à la rigueur, admettre, et de ceux qui ne s'observent point et n'existent réellement pas en Grèce, antagonismes que je ne puis reconnaître pour le moment.

Dans la seconde partie, je signalerai l'action du sulfate de quinine dans les maladies périodiques idiopathiques, en indiquant sa juste valeur thérapeutique, et en me déclarant ennemi des abus que plusieurs médecins commettent dans son emploi. Je passerai ensuite à l'étude du fer, de son efficacité contre l'affection proprement dite, et de ses préparations pharmaceutiques, d'après l'ordre de leur absorption et de leur assimilation respective par notre organisme vivant.

PROLÉGOMÈNES

Qu'il me soit permis, avant d'aborder franchement mon sujet, de m'expliquer 1° sur la dénomination de fièvre *périodique*, 2° sur la différence entre l'*idiopathicité* et l'*essentialité*, 3° sur ce que j'entends par le mot *affection*, 4° par le mot *maladie*, 5° par le mot *diathèse* et 6° enfin par celui de *cachexie*.

Il n'entre pas, certainement, dans mes études pratiques de m'occuper de pathologie générale; néanmoins je dois donner la définition des expressions que j'emploie, dans le cours de ce travail, de préférence à d'autres, premièrement, pour éviter tout malentendu, car les mêmes dénominatious peuvent avoir divers sens chez d'autres médecins; secondement, parce que je crois qu'en matière de science le langage doit être aussi exact que possible, puisqu'il exprime souvent une série d'idées particulières, qui devront être présentes à l'esprit du lecteur pour l'intelligence du sujet; troisièmement enfin parce que, dans l'illustre école de Montpellier, où les mots sont plus généralement employés avec leur signification propre, quelques vitalistes — à la vérité en très-petit nombre — donnent aux expressions dont je me sers un sens beaucoup plus philosophique et même tellement transcendant, qu'il me serait impossible de les suivre, sans tomber du vitalisme positif d'aujourd'hui dans les régions les plus nébuleuses du dynamisme abstrait.

Les pyrétologistes ont pendant longues années discuté la question des *fièvres* [1], et ils avaient raison, selon nous, car presque toute la pathologie peut se résumer dans la connaissance exacte de cette question ; ils ont scruté l'existence des fièvres *propres,* c'est-à-dire des fièvres *idiopathiques* ou *essentielles* qui ne dépendent pas de la lésion d'un organe déterminé, et c'est sur l'impossibilité de nier les fièvres *périodiques* ou *paludiques,* ou *intermittentes,* que les plus sceptiques se sont basés pour admettre des fièvres *essentielles.* Toutes ces dénominations synonymes sont bonnes et mauvaises ; bonnes parce qu'elles renferment une vérité, mauvaises parce qu'elles ne disent pas tout. Ainsi une fièvre périodique idiopathique, rémittente, qu'on observerait chez un individu habitant le boulevard des Italiens, ne pourrait évidemment pas s'appeler fièvre des marais ou paludique ; en d'autres termes, l'emploi de ces dénominations implique comme condition *sine*

---

1. Voir une brochure sur la Pyrétologie par notre estimable ami le D‍r Girbal, professeur agrégé à la faculté de Montpellier, 1863.

qua non la liaison étroite de la cause à l'effet, c'est-à-dire l'existence des marais ou paludes d'un côté, et de l'autre la présence d'une fièvre, tandis que l'affection en question, se présente dans des pays chauds où il n'existe pas de marais ou paludes. Vient ensuite la dénomination la moins mauvaise, peut-être, celle de fièvre *intermittente* qui s'applique à l'espèce la plus commune de l'affection périodique idiopathique, mais elle ne peut pas convenir à l'affection générale qui nous occupe, parce que l'intermittence renferme en elle l'idée que la maladie devra être composée d'un mouvement fébrile et d'un temps d'apyrexie complète, ce qui manque le plus souvent à l'affection en général et quelquefois en particulier au type même qu'elle désigne, et cette absence n'indique évidemment pas que ce type ait perdu son identité ou individualité morbide. Une seconde raison non moins clinique, et d'un ordre tout à fait inverse, est celle-ci : que des fièvres intermittentes identiques, quant à leur symptomatologie, aux fièvres périodiques idiopathiques, peuvent se présenter dans plusieurs maladies organiques, ou simplement dans quelques troubles fonctionnels, sans impliquer nullement l'existence de l'affection périodique idiopathique. Je pourrais citer une foule d'exemples pour éclairer cet énoncé; je citerai seulement la fièvre intermittente qui survient dans le cours d'une tuberculisation pulmonaire, et celle qui se manifeste après le cathétérisme, ou pendant une ischurie ou rétention d'urine, etc., etc. Enfin je rappellerai que M. le

docteur Bondin, auteur d'un traité justement estimé
sur les fièvres intermittentes, qu'il a observées pendant dix-sept ans dans différents pays marécageux,
a été obligé de les désigner sous le nom d'affections
limnhémiques, tant il sentait la nécessité de créer
un mot générique pour les exprimer, à la place
du mot intermittent. Je pourrais répéter la même
chose pour les autres dénominations, mais je dois
laisser de côté ces digressions pour arriver à mo-
tiver le mot *périodique* que j'emploie de préférence.

Le mot périodique, quoique mauvais en lui-
même, est cependant le moins imparfait, parce
qu'il est le plus général, et peut bien nous servir
pour définir l'affection. En effet, il renferme en lui
l'idée de *périodicité* περιοδικότης, c'est-à-dire le retour
soit du mouvement fébrile, soit de l'apyréxie, ce
qui revient au même; c'est un signe général et
marquant de l'affection qui nous occupe, car la
périodicité soit de la fièvre, soit des symptômes qui
caractérisent l'affection sans fièvre, ou la maladie
larvée de la même nature, peut s'observer à un
degré plus ou moins grand, plus ou moins dura-
ble, plus ou moins marqué, et faire distinguer les
maladies périodiques idiopathiques, d'une foule
d'autres maladies fébriles, ou non; elle devient
enfin un signe clinique par excellence, je dirai
plus, un signe pathognomonique de ces maladies,
qu'elles soient continues, rémittentes ou intermittentes, parce qu'il ne *manque presque jamais*.

Je donne la préférence au mot *idiopathique* plu-
tôt qu'à celui d'*essentiel*, m'associant complétement

aux idées de MM. Trousseau et Pidoux[1] qui repoussent ce dernier mot appliqué aux maladies. « Ces expressions, disent-ils, il faut les bannir du langage médical, car ces mots impliquent que les maladies sont des espèces créées comme les essences ou espèces des trois règnes de la nature. » Je préfère le mot *idiopathique* qui dérive de ἰδία πάθησις, et qui signifie souffrance propre et non dépendante d'une autre affection ou d'une autre maladie primitives, évidentes, auxquelles on puisse attribuer la fièvre.

J'emploierai le mot *affection* pour désigner une modification générale et anormale de l'économie vivante, pouvant rester un temps plus ou moins long à l'état latent, mais finissant toujours par se traduire en une série de phénomènes constitutifs de la maladie.

La *maladie* est par conséquent la manifestation palpable de l'affection, ou l'acte morbide s'exprimant par une suite d'états morbides et de symptômes qui ont le plus souvent une tendance funeste.

J'appelle *diathèse* la prédisposition bien avancée qu'a le système vivant à produire et reproduire la même maladie sous l'influence des mêmes causes, et à entraîner une *modification* dans les forces de la vie, tandis que la *cachexie* serait la diathèse poussée à son maximum d'intensité et de dévelop-

---

1. *Thérapeutique et Matière médicale,* 5ᵉ édition, dans l'introduction, t. I.

pement, se manifestant par des *altérations* profondes qui affectent également d'une part les forces vitales et organiques, de l'autre les solides et les liquides du système vivant.

Note. Je dois noter ici, une fois pour toutes, que je n'aurai nullement à m'occuper des fièvres périodiques *symptomatiques* dépendant d'une autre maladie primitive, telle qu'une tuberculose, une affection putride, des maladies d'organes ou de fonctions, etc. Si toutefois j'en parle, ce ne sera qu'accidentellement, et j'aurai soin d'établir leur différence de nature.

PREMIÈRE PARTIE

CONSIDERATIONS

CLINIQUES ET PATHOLOGIQUES

---

§ 1.

DE L'AFFECTION PÉRIODIQUE IDIOPATHIQUE EN GÉNÉRAL.

Considérée au point de vue général, l'affection périodique idiopathique est une, c'est-à-dire un état général adynamique et débilitant, présentant le même fond pathologique et une physionomie toute spéciale, état qui a ses causes propres et des expressions très-variées dans sa marche symptomatique, mais porte avec lui l'empreinte spéciale et particulière qui caractérise toutes ses manifestations maladives, légères ou graves, locales ou générales, fébriles ou non fébriles, aiguës ou chroniques, empreinte qui est profondément *déprimante.*

Résumons ici quelques caractères généraux

propres à l'affection périodique idiopathique. Ces caractères sont de deux ordres; les uns sont inhérents aux climats [1], aux localités [2], aux différents pays dans lesquels ces maladies se développent [3], à la succession des saisons [4], à l'ensemble météorologique propre aux pays chauds, aux diverses influences de l'insolation, des pluies [5], et des émanations vaporeuses [6], aux qualités de l'air ambiant, axu grandes variations des

1. Dans l'Italie centrale, ces fièvres règnent depuis plus de vingt siècles; en Grèce, où Hippocrate les a signalées, il y a plus de vingt-deux siècles, elles s'observent encore aujourd'hui, malgré tous les bouleversements historiques et topographiques qui se sont succédé pendant cette longue période et malgré l'assainissement des marais. Je dois noter ici que, sous l'influence du même climat, il y a des villes qui sont parfaitement exemptes de l'affection endémique, quoique les cités voisines ne le soient point.

2. Les localités marécageuses, ou celles dans lesquelles il y a des eaux de pluie stagnantes, renfermant des matières animales ou végétales en décomposition.

3. Dans beaucoup des villes situées aux bords de la Méditerranée; dans d'autres situées sur le Danube.

4. En Grèce, par exemple, le printemps et l'automne n'existent presque pas; on passe généralement de la saison d'hiver à la saison d'été, sans aucune transition.

5. J'ai remarqué que, toutes les fois qu'il tombait pendant l'hiver des pluies abondantes, en automne et en été les fièvres idiopathiques régnaient ou épidémiquement, ou en très-grand nombre dans presque toutes les villes de Grèce.

6. J'ai observé que, quand la saison d'été était rafraîchie par des brouillards humides qui tempéraient les grandes chaleurs, soit pendant la matinée, soit pendant la soirée, le lendemain il se manifestait un nombre plus considérable de fièvres périodiques idiopathiques.

vents [1], à la nature des eaux potables [2], etc., etc.

Les autres caractères sont propres aux individus eux-mêmes, c'est-à-dire à leur idiosyncrasie [3], à leur manière de vivre [4], aux aliments dont ils se nourrissent, à la pauvreté du sang, aux excès de travail et de fatigue, à la malpropreté, etc., etc.

Les caractères spéciaux de l'affection périodique idiopathique peuvent être divisés en deux catégories :

Les uns sont externes, les autres sont internes.

1. Hippocrate avait remarqué que, dans la saison d'été, toutes les fois que les vents du nord régnaient, on voyait diminuer les maladies, et prospérer les fruits et les produits de la terre. (Hipp. édit. Kuhn, vol. XXI, tome I.) cette observation que j'ai faite aussi, je l'ai trouvée très-juste, j'ajouterai même que les fièvres diminuaient également par les vents du nord, tandis que par ceux du midi elles augmentaient considérablement.

2. Dans beaucoup de villes de Grèce et principalement aux îles de Syra, Santorin, etc., les habitants se servent des eaux de puits, qui sont légèrement salées, ou bien des eaux des citernes que les plus grandes maisons construisent, et qui proviennent des pluies. L'influence de la boisson de ces eaux ne peut-elle pas contribuer à entretenir les fièvres périodiques idiopathiques?

3. En Grèce, comme dans la plupart des pays chauds, les crases dominantes sont les bilieuses et leurs mélanges dans lesquels le système bilieux est prépondérant, telles que les bilioso-nerveuses, les bilioso-sanguines.

4. Les paysans grecs se nourrissent très-mal et travaillent beaucoup; ainsi leur nourriture habituelle consiste en pain d'orge ou de maïs, rarement de blé; avec ce pain ils ne mangent que des olives noires conservées dans l'huile, et des oignons crus, c'est là leur régime quotidien; les plus aisés ne mangent de la viande qu'une fois par semaine, et en général le dimanche, les plus pauvres tout au plus une fois par mois.

1° *Caractères externes.* — La physionomie des habitants a quelque chose de particulier : les hommes sont en général sobres, soucieux; les femmes mélancoliques, languissantes; les enfants moins vifs et moins irascibles qu'à l'ordinaire; la peau du visage et du corps est ordinairement sèche et présente une coloration toute particulière qui se rapproche du jaune paille chez les blonds, et touche presque au bronzé chez les bruns; les yeux n'ont pas la vivacité qui caractérise les mêmes habitants soustraits à l'influence de l'affection; les lèvres sont plus pâles, plus décolorées qu'à l'ordinaire. et les individus perdent leur goût habituel pour le travail; en un mot, il y a langueur dans le corps et dans l'âme.

2° *Caractères internes.* — Dans l'ordre des caractères internes nous observons que les fonctions de la digestion et de l'innervation languissent évidemment; ainsi l'appétit est généralement diminué, les personnes demandent des stimulants et des excitants de l'estomac; elles boivent des liqueurs alcooliques et spiritueuses, recherchent des mets salés et fort épicés. En général elles sont constipées, elles se plaignent de maux de tête erratiques, passagers, elles vous disent, en un mot : « Je suis bien sans être à mon aise. » Il n'y a ni fièvre, ni soif, et toutes les fonctions s'exécutent bien, excepté celles de la digestion et de l'innervation qui languissent. Ce sont ordinairement des personnes faibles, à tempérament veineux, lymphatique, et quelquefois nerveux, du reste intelligentes, qui vous parleront de ces phénomènes, car, chez les personnes fortes, robustes et occupées à des travaux manuels, ces phénomènes passent inaperçus; elles vous disent tout simplement qu'elles étaient plus faibles qu'à l'ordinaire avant de tomber malades, mais cet aveu vous ne l'aurez qu'en insistant dans vos interrogations. Eh bien! cette série de caractères que nous venons de signaler sommairement ne constitue pas *à priori* des traits généraux ou, si l'on aime mieux, *précurseurs* de l'affection périodique idiopathique, affection parfaitement compatible avec la santé des individus qui la couvent. Je sais bien qu'on ne pourra pas se baser uniquement sur l'existence de ces caractères pour admettre l'affection générale, car elle embrasse l'ensemble de tous les traits propres aux diverses maladies particulières de la même nature; mais si les médecins qui ont visité les pays chauds m'accordent facilement que les caractères signalés par moi appartiennent aux habitants de ces pays, ils n'y verront pas, peut-être, des indices suffisants de l'affection périodique. Eh bien! l'aggravation de ces caractères, par une cause accidentelle quelconque, les obligera de reconnaître l'existence de l'affection. Je m'explique : jusqu'à présent, l'individu *affecté*,— qu'on me passe cette expression, — n'est point malade, il se porte bien, il vaque à ses affaires, il mange, il boit, il dort bien, etc., et cependant il est sous l'influence de l'affection périodique idiopathique, il est porteur du germe qui fera éclater une des nombreuses formes de cette affection, dans trois, dans six, quinze, vingt jours, un mois, deux mois, je n'en sais rien, mais elle éclatera toujours. Sera-t-elle continue, rémittente ou intermittente, simple ou compliquée de quelque autre maladie, ou de quelques autres symptômes d'une autre maladie? peu importe, l'affection primitive, le fond pathologique seront les mêmes, c'est-à-dire l'affection périodique idiopathique. Si la cause qui met en jeu le germe de l'affection est un courant d'air froid et humide, pendant que le corps de l'homme se trouve en transpiration, nous observerons le développement d'une névralgie quelconque ou d'un rhumatisme, mais *périodiques;* cette névralgie et ce rhumatisme auront des caractères tout à fait spéciaux. Si la cause est un abus d'aliments, ou de boissons alcooliques, nous observerons un embarras gastrique ou des vomissements compliqués de fièvres intermittentes ou rémittentes, etc., etc. Ainsi donc, pour moi, le malade d'un embarras gastrique et d'une fièvre intermittente n'est par le fait *malade* que de la dernière affection; tandis que l'embarras gastrique a immédiatement cédé à un éméto-cathartique ou à un simple purgatif, il reste à traiter la vraie maladie, le fond pathologique qui est la fièvre intermittente. Celle-ci cédera-t-elle sur le champ à la première dose du sulfate de quinine? les accès se répéteront-ils pendant plusieurs jours? la maladie prendra-t-elle une marche chronique? ou passera-t-elle à l'état de diathèse ou de cachexie? Voilà autant de ques tions que l'étude de l'affection générale suggère et que la pratique confirme. Nous chercherons à les résoudre dans le courant des chapitres qui vont suivre et dans les observations que nous présenterons.

Pour nous résumer, nous dirons donc que l'affection périodique idiopathique embrasse à elle seule l'ensemble des caractères propres et individuels des maladies périodiques idiopathiques, qu'elles soient légères ou graves, fébriles ou non fébriles, aiguës ou chroniques, qu'elle a ses caractères qui lui sont propres et qui peuvent bien exister à l'insu de l'individu qui les porte en lui, mais non à l'insu du principe du système vivant qui les entretient et les couve ; nous dirons enfin que, si ces caractères ne sont pas encore formulés d'une manière nette et précise par nous et par la science, la faute en est à nous, parce que nous cherchons trop à localiser les maladies, sans étudier suffisamment leur ensemble et nous élever ainsi au-dessus d'un empirisme stérile.

§ II.

COUP D'OEIL RAPIDE
SUR LA MARCHE ET L'ÉTIOLOGIE DE L'AFFECTION
PÉRIODIQUE IDIOPATHIQUE EN GÉNÉRAL.

Il n'y a généralement aucun doute que les progrès de la civilisation ont exercé une influence salutaire contre le développement funeste et meurtrier des manifestations épidémiques de l'affection qui nous occupe, que les grandes épidémies des fièvres intermittentes, rémittentes et pernicieuses ne ravagent pas aujourd'hui l'Europe occidentale, et sévissent moins qu'autrefois dans l'Europe orientale, et que plus la civilisation s'avancera vers les pays orientaux, plus l'affection diminuera épidémiquement. S'ensuit-il de là que la civilisation aura la vertu de l'effacer du cadre nosologique? évidemment non, et je crois qu'elle restera notre compagne inséparable par la nature de deux ordres de causes dont les unes se trouvent en nous-mêmes, dans notre monde interne, dans le *moi physiologique,* et les autres dans le monde qui nous entoure et avec lequel nous sommes en rapport continuel.

Ainsi donc les progrès de la civilisation peuvent

faire diminuer singulièrement les manifestations épidémiques de l'affection, mais nullement les manifestations endémiques et sporadiques, quels que soient les moyens prophylactiques et hygiéniques qu'on pourra mettre en usage à cet effet. La preuve de ce que j'avance, je la trouve formulée dans le passage suivant du savant traducteur d'Hippocrate, M. Littré. « La Grèce antique et la Grèce moderne « sont, à vingt-deux siècles de distance, affligées « par les mêmes fièvres, et cela prouve que les « conditions climatologiques n'y ont pas essen- « tiellement changé ; l'homme qui en est un des « réactifs les plus sensibles y donne aujourd'hui, « comme alors, la même réaction [1]. »

Il n'y a pas de doute non plus que, dans l'état actuel de la science, sous l'influence plus ou moins directe ou indirecte sur notre organisme vivant, de l'action d'un agent miasmatique, inconnu dans son essence, mais qui prend son origine et se développe dans les pays marécageux, on voit se manifester toutes les formes de l'affection périodique idiopathique. L'honorable M. le docteur Boudin, qui a contribué à généraliser ce fait d'observation journalière, en a un peu exagéré l'importance dans le passage suivant de son traité sur les fièvres intermittentes. « Lorsque l'on considère la corrélation « rigoureuse qui s'observe d'une manière con- « stante entre le développement, l'aggravation, la « diminution des affections endémiques dans les

1. Traduction des œuvres d'Hippocrate par M. Littré, 2ᵉ vol.

« contrées marécageuses d'une part, et l'intensité
« des causes soit de dégagement, soit d'absorption
« de matière paludéenne, on ne saurait hésiter un
« seul instant à reconnaître, dans cette même
« matière, l'agent pathogénétique des maladies de
« marais [1]. » Mais M. le docteur Boudin ne démontre pas cette corrélation rigoureuse entre la
cause et l'effet, et elle ne pourrait être, il me
semble, rigoureusement démontrée tant que la
nature du miasme nous sera inconnue, sans parler
de son évolution et de son mode d'absorption.
Admettre par conséquent, avec le docteur Boudin,
une corrélation entre un dosage déterminé d'absorption miasmatique d'un côté, et un développement déterminé d'une affection périodique de
l'autre, c'est admettre une hypothèse que l'observation des faits ne démontre nullement, du moins
jusqu'aujourd'hui. La plus grande cause de cette
affection est cependant à coup sûr le miasme paludique ; mais le temps qui s'écoule entre l'absorption de ce miasme et la détermination de la
maladie périodique varie à l'infini. Ainsi j'ai vu
une foule d'individus, qui travaillaient une terre
sèche et exempte de tout marais ou eaux stagnantes
pendant l'été, affectés de fièvres périodiques, parce
qu'ils avaient travaillé cette même terre couverte
d'eaux stagnantes pendant l'hiver ; de sorte que
l'évolution de l'absorption miasmatique ne s'est

1. M. Boudin, *Traité des fièvres interm., rém. et cont. des pays
chauds et à Paris*, 1842, p. 34-37.

produite que six mois après son action sur le corps vivant. Il résulte de là, évidemment, que l'incubation miasmatique ne peut pas être cliniquement déterminée, et qu'elle peut rester à l'état latent pendant un temps assez long et excessivement variable, et très-souvent ne se manifester que par l'action d'une cause occasionnelle quelconque, le froid, l'humidité, la chaleur, les abus alcooliques, les excès de table, etc., etc. Mais toutes ces notions étiologiques sont, du reste, trop généralement admises aujourd'hui, pour que je m'y arrête davantage.

Je passe maintenant à une autre série d'observations reconnues par certains auteurs et rejetées par d'autres, c'est que l'affection périodique idiopathique se remarque dans beaucoup de villes situées aux bords de la mer, principalement dans la Méditerranée à un degré de latitude donné, ou aux lignes isothermiques de Humboldt, et dans presque toutes les îles de l'Adriatique, de l'Archipel des Sporades et des Cyclades, à une distance fort respectable des foyers marécageux, dans des villes où l'on a complétement desséché tout marais, et où l'état hygrométrique est à la sécheresse continue, puisqu'il n'y pleut que très-rarement, par exemple dans les îles de Syra, de Tinos, de Santorin, etc., où l'affection règne endémiquement tous les ans, tandis qu'il se passe 2, 3 et quelquefois 4 années sans qu'il y tombe une goutte d'eau. Par contre, dans d'autres villes voisines qui ont à peu près la même latitude, ces fièvres ne s'observent presque jamais endémiques. Mais ce n'est pas tout; l'affection en question se remarque aussi sur les bords de la plupart des grands fleuves, tels que le Rhin, le Rhône, le Gange, le Nil, etc., et surtout sur ceux du Danube où elle règne avec une telle intensité et une telle gravité qu'on dirait que ces maladies ont complétement changé de nature, tant leur manifestation symptomatique, que je décrirai plus loin, en son temps, offre un aspect grave et tenace. Je sais qu'on a attribué le développement de ces fièvres à la présence de certaines plantes pyrétogénésiques, comme par exemple le *Chara vulgaris*, le *Rizophore* et le *Calamus*, mais rien ne démontre jusqu'ici la prétendue propriété pyrétogénésique de ces plantes, ainsi que celle de quelques algues. Le fait est qu'elles y règnent, voilà ce que nous devons constater.

§ III.

MANIFESTATIONS PYRÉTIQUES DE L'AFFECTION PÉRIODIQUE IDIOPATHIQUE.

Fièvres intermittentes.

I. Qu'on ne s'attende pas à trouver ici les descriptions symptomatiques si bien faites que l'on rencontre dans les traités de pathologie interne et principalement dans le *Compendium de médecine pratique* [1]; je ne signalerai pour mon compte que quelques points importants qui se rattachent plus spécialement aux cas que j'ai observés.

Parmi les manifestations pyrétiques de l'affection périodique idiopathique, il faut signaler en première ligne les fièvres intermittentes, et en effet ce sont les plus communes, les plus répandues et les plus fréquentes; mais ces fièvres ne revêtent pas toujours la même forme, elles se présentent sous différentes formes que nous allons successivement passer en revue.

1. Monneret et Fleury, *Compendium de médecine pratique*, 5e vol., pages 471 et suivantes.

Fièvre intermittente, simple, bénigne, régulière. —
La fièvre intermittente est caractérisée par les
trois stades qu'on peut appeler classiques : le
1ᵉʳ du froid ou frisson qui dure de 2 à 4 heures,
le 2ᵉ de la chaleur ou de la fièvre qui dure de 3 à
6 heures, et le 3ᵉ des sueurs ou de la sudation
qui dure de 2 à 4 heures, et d'un temps d'apyrexie plus ou moins complète, au bout duquel
recommence l'autre accès à la même heure et
avec les mêmes symptômes; d'autres fois le frisson
manque ou est à peine sensible, ou il est au contraire très-fort et prend le nom de *frigor;* dans
d'autres cas la chaleur est prolongée et le stade
des sueurs se confond avec celui de la chaleur,
ou bien on n'observe qu'une moiteur de la tête
et des extrémités supérieures et inférieures, et
l'accès se termine là. Avec toutes ses variations
des stades la fièvre est appelée franche, bénigne,
simple.

Aiguë. — Je l'appelle aussi aiguë, parce qu'elle
s'observe à toutes les époques de l'année, parce
qu'elle affecte deux types de préférence, le tierce
et le quotidien, parce que le malade garde le lit
dans le temps de l'apyrexie qui est suivie d'une
inappétence complète et quelquefois de soif, apyrexie pendant laquelle il réclame le sommeil, et
après laquelle il y a faiblesse ou adynamie (quelques auteurs prétendent que, dans le temps d'apyrexie, le malade vaque à ses affaires, mais cela ne
peut s'observer que quand la fièvre a le caractère
chronique), parce que les accès ne se répètent

plus de 3 à 4 fois dans un septenaire, et ne durent plus de 12 à 16 jours tout au plus, et enfin parce qu'ils subissent l'heureuse influence du sulfate de quinine.

Fièvre intermittente compliquée. — La fièvre intermittente ne se présente pas seule, elle est très-souvent accompagnée d'autres maladies ou de symptômes d'autres maladies, elle est alors compliquée. Les complications les plus communes sont, d'après l'ordre de fréquence, les suivantes : l'embarras gastrique, ou simplement un état saburral de l'estomac, des vomissements répétés ; viennent en seconde ligne l'état gastrique bilieux ou la fièvre bilieuse, l'état rhumatismal, les fièvres exanthématiques, les diarrhées et dyssenteries catarrhales, et en dernier lieu les amygdalites, les bronchites, les pneumonies et en général les affections dites *inflammatoires*.

Fièvre intermittente compliquante. — Dans d'autres cas plus rares, pendant le cours d'une maladie aiguë le plus souvent et quelquefois chronique, il arrive qu'une fièvre intermittente se présente, elle est alors compliquante, et modifie sensiblement la marche, la durée et surtout le traitement de la maladie primitive.

Cette distinction de la fièvre intermittente en compliquée et compliquante paraîtra peut-être inutile ou de pure théorie, tandis qu'elle est au contraire éminemment pratique, réclamant de la part du médecin la plus grande attention ; et en effet, de cette détermination diagnostique dépendront le traitement, le pronostic et le plus souvent la vie du malade. Aussi les médecins qui ont exercé leur art dans les pays chauds savent-ils combien est difficile à résoudre, au point de vue pratique, cette question si simple en apparence au point de vue théorique.

On peut observer, vous disent des auteurs très-recommandables de pathologie interne, une pneumonie franche, inflammatoire, compliquée d'une fièvre intermittente. Eh bien! cela n'est pas exact et ne s'observe pas dans les pays chauds. Une pneumonie inflammatoire, franche, active, avec tendance à la formation de produits plastiques, ne peut pas même *théoriquement* être compliquée de fièvre intermittente idiopathique, car l'élément inflammatoire ou phlogistique est en antagonisme évident avec l'élément intermittent idiopathique, le premier étant un élément actif, dynamique, puissant, tandis que le second est un élément passif, débilitant, adynamique; contre l'un il faut un traitement antiphlogistique, vigoureux, contre l'autre il faut un traitement tonique et reconstitutif. Tout ce qu'on peut observer, et que l'on rencontre assez souvent, c'est une complication de fièvre intermittente ou rémittente dans la convalescence de la pneumonie franche, vraie, mais jamais une coexistence de la période aiguë (1re et 2e période de la pneumonie aiguë).

Je ne nie pas que l'on ne puisse rencontrer, dans les pays chauds, des fièvres rémittentes ou intermittentes idiopathiques compliquées d'*hyperémies* pulmonaires ou bronchiques, et même des fluxions sanguines intenses des poumons et des bronches, mais alors ces états ne sont que secondaires, l'élément inflammatoire ou phlogistique n'y entre presque pour rien, ce sont le plus souvent des congestions ou des fluxions *passives* contre lesquelles l'emploi de la méthode antiphlogistique est essentiellement nuisible, tandis que le quinquina et ses préparations sont fort salutaires. Dans les cas les plus rares où les congestions et les fluxions seraient actives, la moindre émission sanguine les fait disparaître immédiatement, et l'état débilitant se montre aussitôt, ce qui indique d'une manière plus qu'évidente qu'on n'avait pas affaire à une affection de nature vraiment inflammatoire, ni même fluxionnaire un peu intense. Il est très-clair pour moi que l'élément phlogistique n'entre pour rien dans ces prétendues complications inflammatoires, car le cortége même symptomatique de l'inflammation n'existe pas, et toutes les complications hyperémiques, le plus souvent passives, naissent et se développent sous l'influence de l'affection périodique idiopathique, dans les poumons comme dans la rate et le foie. De deux choses l'une : ou nous aurons un malade atteint d'une inflammation aiguë, franche, avec cette tendance plastique qui est caractéristique de l'inflammation, et, dans ce cas, l'élément phlogistique, actif, dynamique, prédominera; et alors les fièvres idiopathiques périodiques, ne pourront coexister avec elle, ni la compliquer; ou nous aurons affaire à un malade attaqué d'une fièvre périodique idiopathique, et alors des congestions passives pourront parfaitement coexister avec elle du côté des poumons et des bronches, comme il y en a du côté du foie, de la rate, etc., que tout le monde admet sans les appeler hépatites ni splénites compliquantes, attendu qu'on ne reconnaît pas d'inflammation dans ces organes. On voit par là que, si l'observation des faits était plus rigoureuse et plus scientifique, les pathologistes auraient pu établir des congestions pulmonaires, bronchiques et même endopéricardiques qui se présentent avec les fièvres périodiques idiopathiques, et non des complications inflammatoires purement imaginaires dont la pratique ne confirme nullement l'existence, et qu'une analyse sévère doit repousser. Maintenant, si, après le cours d'une pneumonie aiguë, d'une hépatite, ou de n'importe quelle inflammation franche, et à leur période de déclin, ou dans la convalescence, on observe des fièvres périodiques idiopathiques, elles seront un élément nouveau se surajoutant à l'affection primitive, elles seront *compliquantes* et non compliquées.

Le traitement de la fièvre intermittente mérite une attention particulière, en tant qu'elle est compliquée et compliquante. Doit-on combattre d'abord les complications des fièvres? D'une manière générale, oui, car les complications une fois combattues par des moyens appropriés et peu actifs, puisqu'elles cèdent facilement, la fièvre reste seule à traiter, et dans ce cas elle est fort heureusement maîtrisée par des doses modérées de sulfate de quinine (un gramme au plus); néanmoins la pratique présente quelques cas dans lesquels il faut employer un traitement plus énergique; dans la généralité des faits, une médication passagère de la complication réduit la fièvre à sa plus simple expression; quelquefois même, en traitant directement l'affection, la complication intercurrente disparaît aussi par l'emploi du sulfate de quinine. Lorsque la fièvre est compliquante, doit-on la combattre énergiquement [1]? Si la fièvre intermittente est simple, elle cède ordinairement à deux doses de sulfate de quinine [2]; si elle est pernicieuse, les doses doivent être continuées; *toujours est-il que,* dans le traitement de la fièvre intermittente compliquante, *il faut faire attention aux doses de sulfate de quinine,* car le plus souvent elle succède à d'autres maladies qui ont épuisé les forces du malade, et une forte dose de ce médicament peut avoir de graves inconvénients que nous signalerons dans la deuxième partie de ce travail.

Fièvres intermittentes chroniques.

II. Lorsque les accès de la fièvre intermittente aiguë, qu'elle soit simple, franche, compliquée

1. C'est-à-dire par de fortes doses de sulfate de quinine.
2. Notre dose est d'un gramme par jour.

ou compliquante, ne sont pas coupés dès leur apparition, c'est-à-dire pendant la première quinzaine du traitement antipériodique, par le sulfate de quinine, ils ont alors une tendance extrême à se répéter, et la fièvre intermittente suit dans ces cas une marche irrégulière et particulière, parce qu'elle devient chronique; la maladie finit par s'habituer au malade, et le malade finit par se familiariser avec les accès : un individu travaille, l'accès le prend, il cesse son travail, il a quelques pilules de sulfate de quinine dans sa poche, précaution qu'ont toujours les individus affectés chroniquement de la fièvre, il les avale pendant l'apyrexie, qui est dans ces cas complète, se repose un peu et recommence son travail.

Lorsque la fièvre intermittente revêt le caractère chronique, nous observons une grande irrégularité dans les accès, les heures des stades changent, ou bien les stades font défaut à leurs jours réguliers, pour reparaître dans d'autres jours; nous observons quelquefois une tendance de la fièvre à passer à l'état pernicieux, les accès durent de quatre à huit mois en présentant des congestions spléniques ou hépatiques variables; les types tierce et tierce doublée, quarte et quarte doublée, quinte, etc., affectent en général la forme chronique.

Lorsque la fièvre dépasse la durée de huit à dix mois, des congestions du côté du cœur se remarquent, il y a souffle, les congestions spléniques et hépatiques deviennent des engorgements de la rate, du foie, ils durent pendant des années et constituent des diathèses.

Qu'on n'aille pas croire que l'on ne rencontre dans la pratique que quelques cas isolés de ce genre, ils sont très-fréquents et méritent d'être étudiés à part, car les auteurs qui disent qu'il y a des malades qui reprennent leur travail pendant l'apyrexie complète, ont parfaitement raison, en ce sens qu'ils ont voulu parler des cas chroniques.

La distinction clinique de la fièvre intermittente chronique repose sur les caractères suivants : Prédisposition à la réapparition irrégulière des accès, apyrexie complète qui les suit, possibilité de travailler dans l'apyrexie, habitude du malade d'entretenir les accès, types ordinairement tierce et tierce doublée, quarte et quarte doublée, quinte; hyperémies passives des hypocondres, modifications adynamiques dans les forces vitales et organiques de l'économie, sans les perturbations de ces mêmes forces que l'on rencontre dans la diathèse, absence d'altérations profondes dans les tissus solides et dans les liquides de notre organisme, que l'on observe dans les cachexies.

Je noterai ici un fait de guérison de ma pratique, que je serai loin de recommander d'une manière générale, et qui fut suivi du meilleur résultat dans un cas de fièvre intermittente chronique.

D..., portefaix, âgé de 32 ans (employé aux douanes de Syra), d'une constitution très-robuste, vint me consulter en décembre 1860, après avoir épuisé toutes les prescriptions des médecins de la ville. Cet homme avait les fièvres intermittentes quotidiennes depuis plus de six mois ; il avait pris une grande quantité de sulfate de quinine et quelques préparations arsenicales ; les accès pourtant se répétaient sans cesse et l'homme était au désespoir, puisqu'il ne pouvait travailler que deux ou tout au plus trois jours dans la semaine, pendant lesquels il lui fallait gagner de quoi nourrir sa famille composée de plusieurs enfants, et de quoi payer son apothicaire pour pilules de quinine. Après m'être bien assuré que la région cardiaque était à l'état sain, que le foie et la rate n'étaient pas considérablement hypertrophiés, je conseillai à mon homme, qui était au moment du frisson lorsqu'il vint me consulter, d'aller immédiatement faire trois immersions de tout son corps en pleine mer, et de revenir au pas de course prendre une médecine ; le médicament que je lui prescrivis était une forte infusion de thé avec 50 grammes de *rhum* qu'il but *illico* après l'immersion de son corps dans la mer, et je lui recommandai d'aller se coucher dans son lit. Par suite de cette brusque perturbation que reçut l'économie vivante au moment de l'accès, l'homme eut des sueurs très-abondantes, les accès ne reparurent plus, et il put continuer depuis tous les jours son métier fatigant.

§ IV.

DES FIÈVRES RÉMITTENTES.

J'entends par fièvres rémittentes idiopathiques des maladies fébriles caractérisées par l'ensemble des symptômes décrits par les auteurs, présentant des rémissions notables et marquées dans le mouvement fébrile, et qui réclament, pour être guéries ou pour être heureusement modifiées, l'emploi du sulfate de quinine. Ainsi donc toute fièvre, qu'elle soit simple ou compliquée, de n'importe quelle complication, mais qui offrira une rémission manifeste et notable dans son mouvement fébrile, et sera heureusement modifiée par le sulfate de quinine, sera pour moi une fièvre rémittente idiopathique.

La fièvre rémittente idiopathique se rencontre dans les pays que j'ai observés, sous deux formes bien distinctes : à l'état parfaitement simple et avec des complications très-variées.

L'avant-dernière année, c'est-à-dire en 1864, j'observai à Syra, dans une petite épidémie de fièvres rémittentes qui eut lieu depuis le mois d'août jusqu'en décembre, un nombre assez con-

sidérable de fièvres rémittentes idiopathiques, dont
la plupart étaient simples. Voici ce qu'éprouvaient
les trois cents personnes, à peu près, que j'avais à
soigner : La plupart tombaient malades dans la
journée avec une sensation de froid à peine sensible, alternée par des bouffées de chaleur assez
désagréables, auxquelles succédait une fièvre
caractérisée par un mouvement accéléré de la
circulation, augmentant progressivement et s'exas-
pérant le soir, par une céphalalgie frontale plus
ou moins intense, par l'inappétence complète et
le dégoût pour toute substance nutritive (même
pour le bouillon gras que je prescrivais); la langue
était recouverte d'enduits blanchâtres ou jaunâtres
d'un goût fade, d'autres fois amer, la soif était
ardente, il y avait constipation dans la plupart des
cas. Quelques malades ressentaient soit une douleur aiguë dans la région de l'estomac, soit une
douleur sourde gravative qui, parfois, s'étendait
dans toute la région épigastrique et ombilicale.
Dans d'autres cas plus rares, il y avait dyspnée,
les individus voulaient et ne pouvaient pas respirer ; le plus grand nombre accusaient une
oppression thoracique. Chez presque tous les
urines étaient peu abondantes, chaudes, rouges
briquetées. La grande totalité des malades se plaignait d'une faiblesse extrême, chez quelques-uns
il y avait grande prostration des forces. Chez tous
à peu près les sueurs manquaient, et lorsqu'elles
commençaient à paraître, on pouvait, à coup sûr,
pronostiquer le début de la convalescence. Dans

la plupart des cas, le frisson initial de l'invasion de la maladie ne reparaissait plus, ou s'il reparaissait, il n'était jamais intense, les malades n'avaient jamais le *frigor*, c'était des bouffées de froid alternant avec des bouffées de chaleur, le foie et la rate sensibles et un peu tuméfiés. Tous ces symptômes s'amendaient sensiblement dans la matinée; à partir de midi, la fièvre s'installait avec le reste de son cortége, et le soir, ou dans la nuit principalement, les malades étaient dans une grande angoisse. Cet amendement des symptômes fébriles de la matinée n'était pas uniforme chez tous, les uns conservaient encore un mouvement fébrile plus ou moins intense, d'autres étaient presque apyrétiques, quelques-uns se sentaient tellement bien qu'ils se levaient du lit pour le regagner quelques heures plus tard; la plupart avaient une rémission manifeste dans le mouvement fébrile.

Le traitement que j'employais chez presque tous les malades, avec le plus grand succès, fut le suivant : d'abord je prescrivais un purgatif, salin ou huileux selon l'indication, pour combattre la constipation, puis pendant les trois ou quatre jours suivants, j'ordonnais chaque matin au moment de la rémission une solution de sulfate de quinine de 40 à 80 centigrammes, dans un véhicule quelconque selon l'âge et la constitution du sujet; si la solution ne pouvait être prise par le malade, je prescrivais la même dose du médicament en pilules; dans quelques cas où des symptômes neryeux prédominaient, j'unissais à la même dose du sulfate de quinine de deux à quatre centigrammes d'extrait thébaïque ; si la fièvre persistait malgré l'emploi de la quinine, je renonçais au sulfate et j'employais une décoction saturée de quinquina gris et d'écorce d'orange, je continuais d'administrer la décoction tous les matins jusqu'au rétablissement du malade ; après la cessation de la fièvre et pendant la convalescence, je prescrivais le fer soluble coupé avec un peu de vin et des substances alimentaires solides. Pendant tout le temps qui s'écoulait depuis le frisson jusqu'à la convalescence, j'ordonnais à mes malades du bouillon de veau ou de bœuf et même du chocolat et du vin coupé avec de l'eau quand les malades pouvaient le prendre.

Lorsque la fièvre rémittente est compliquée, elle présente quelques difficultés pour être reconnue et quelques signes au moyen desquels on peut arriver à la diagnostiquer. Étudions sommairement ces deux points. Les principales difficultés sont inhérentes à la nature des diverses complications qui peuvent être générales ou locales et tellement incorporées avec la fièvre idiopathique, qu'on a une grande peine au point de vue clinique d'en faire une analyse rigoureuse. Les principales complications, d'après l'ordre de fréquence que nous avons observé, sont les fièvres bilieuses ou les différentes manifestations de l'état bilieux ; viennent, en second lieu, l'état nerveux, en troisième, l'état fluxionnaire et hyperémique. Toutes ces complications masquent tellement le fond pathologique que l'erreur est on ne peut plus facile, si on ne prend pas garde à la rémission régulière de la fièvre, et à ce je ne sais quoi d'insolite qu'offrent ces mêmes complications. Je m'explique : si les complications sont des fluxions sanguines, vous aurez une telle prédominance des symptômes fluxionnaires sur la fièvre, que vous ferez peu ou point d'attention à la rémission de celle-ci qui marque le fond morbide, pour vous occuper des symptômes de la fluxion, que vous pourrez même prendre pour une inflammation. Si la complication est un état gastrique-bilieux, caractérisé par une douleur épigastrique intense, par des vomissements jaunâtres, par une langue saburrale, par l'anorexie, la soif, la fièvre, etc., vous combattrez cet état par des émissions sanguines locales, le plus souvent répétées, par des purgatifs ou des éméto-cathartiques réitérés, et la maladie restera réfractaire à ce traitement qui, au lieu de soulager, aggravera l'état du malade, en l'affaiblissant considérablement[1]; tandis que, si vous employez dès le commencement de légers purgatifs, et si vous administrez, immédiatement après, le sulfate de quinine à faible dose, et au besoin quelques toniques, vous aurez combattu et l'état gastrique bilieux et la fièvre rémittente, et vous n'aurez pas le désagrément de voir votre malade affaibli et sou-

1. Ce que nous avons maintes fois constaté chez des malades soignés par nos confrères en Grèce.

mis presque toujours à une longue convalescence.

Voici ce qui se passe dans ces cas, que l'on rencontre fréquemment dans la pratique : la manifestation de la lésion locale est tellement appréciable, que vous attribuez à celle-ci toute la gravité du mal et le développement de la fièvre, tandis qu'au contraire l'élément qui prédomine est la fièvre rémittente idiopathique, et la lésion locale compliquante se trouve sous la dépendance de l'état bilieux qui coexiste avec elle et qui fait modifier le traitement antipériodique, par la réunion des moyens combinés qui s'appliquent aux deux affections, soit simultanément, soit successivement, selon les indications qui se présentent.

Je ne finirai pas ce paragraphe sans rapporter quelques observations assez intéressantes, que je trouve relatées en détail dans mes notes, et dont l'une a pour titre *erreur du diagnostic*.

PREMIÈRE OBSERVATION.

Fièvre rémittente idiopathique, compliquée de scarlatine avec congestions broncho-pneumoniques. Guérison le 23e jour. — Convalescence longue.

T..., constructeur de navires à voiles à Syra, âgé de 36 ans, d'une robuste constitution, d'un tempérament bilioso-sanguin, tombe malade le 5 du mois d'août 1860. Appelé près de lui le lendemain, je le trouve dans l'état suivant : Fièvre intense, face et yeux rouges, pommettes colorées fortement, langue sèche, rouge, soif vive, inappétence complète, pouls fort, plein, 120 pulsations à la minute, coloration normale de la peau qui est sèche, aride, céphalalgie intense augmentant considérablement par une toux sèche très-opiniâtre qui arrive fréquemment par quintes, constipation, urines peu abondantes, etc. L'examen de la poitrine fournit par la percussion une matité assez étendue dans les régions sous-claviculaire et sous-épineuse droites; l'auscultation fait ensuite entendre des râles vibrants à droite et à gauche de la poitrine, le poumon droit donne de plus un râle crépitant manifeste des plus caractéristiques surtout vers le lobe moyen, le malade a de la dyspnée, de l'insomnie, etc.; mon diagnostic ne fut pas long; *broncho-pneumonie aiguë*. J'ordonnai une saignée de 250 grammes de sang, et l'usage du tartre stibié 25 centigrammes dans 100 grammes d'eau, à prendre par cuillerée à bouche de quart d'heure en quart d'heure. Le lendemain je trouvai le malade un peu mieux; la toux était très-fatigante, je suspendis le tartre stibié, et je prescrivis le kermès en potion avec le sirop de thridace; le soir du même jour la fièvre était plus intense, le pouls eut 120 pulsations; le lendemain matin la fièvre devint plus calme, le pouls était à 100 pulsations, mais les phénomènes stéthoscopiques restaient dans le même état; je fis renouveler la même potion; le soir la fièvre s'exaspéra de nouveau, les yeux étaient rouges, il y avait dyspnée suffocante; j'ordonnai une nouvelle saignée de 200 grammes et l'usage de la même potion en augmentant la dose du kermès. *La broncho-pneumonie demeura stationnaire malgré mes saignées et l'énergie de mon traitement antiphlogistique.* Le lendemain (5e jour de la maladie) cet homme présenta une coloration écarlate de la peau, par plaques, à la figure, au cou et à la poitrine (la scarlatine régnait épidémiquement pendant ce temps dans la ville), le pouls s'abaissa à 90 pulsations à la minute, le malade était faible, la toux continuait et le gênait, les forces tombaient. *Second diagnostic : scarlatine accompagnée d'angine avec broncho-pneumonie;* les sudorifiques, la poudre de Dower, les opiacés sont tour à tour administrés pendant les quatre jours suivants. Le 9e jour

de la maladie l'exanthème est général, les phénomènes
stéthoscopiques diminuent subitement et disparaissent à
peu près, la toux persiste, mais elle ne fatigue plus le malade, puisqu'il expectore facilement, la fièvre néanmoins
dure avec des exacerbations vespérines très-notables.
Préoccupé depuis quelques jours de l'état de cette fièvre et
de la faiblesse extrême du malade, je prescris la solution
d'un gramme de sulfate de quinine dans un lavement;
celui-ci est gardé en entier et le soir même, l'exacerbation
est peu considérable ; encouragé par ce succès, le lendemain matin je formule une potion avec 80 centigrammes
de sulfate de quinine, dissous en état de bisulfate, dans un
julep gommeux à prendre en trois doses égales d'heure en
heure; le soir point d'exacerbation fébrile, l'amélioration
se soutient; je continue pendant quelques jours l'emploi
du sulfate de quinine à petites doses de 40 centigrammes
chaque matin, et le malade se remet complétement au
bout de vingt-deux jours de maladie. Le dernier diagnostic,
c'est-à-dire le vrai, est fièvre rémittente idiopathique, compliquée de congestions broncho-pneumoniques et de scarlatine; la guérison est complète le vingt-troisième jour,
mais la convalescence se prolonge pendant plus de quinze
jours, au bout desquels seulement le malade commence à
sortir de chez lui.

Si l'on analyse cette observation, on verra qu'on
aurait pu épargner au malade l'usage de sels anti-
moniaux ainsi que la seconde saignée, et les résultats auraient été plus satisfaisants ; je dirai même
que si on avait administré le sulfate de quinine
dès le cinquième jour de la maladie, la guérison
eût été plus prompte et la convalescence moins
longue; mais préoccupé, dès le commencement,
des lésions de la poitrine, j'étais fort disposé à

faire dépendre de celles-ci la présence de la fièvre, et mon malade'aurait pu périr, si je ne me fusse hâté d'administrer le sulfate de quinine, Depuis cette époque, quelques cas semblables se sont offerts dans ma pratique et ont été avantageusement combattus par une méthode mixte dans laquelle prédominaient l'antipériodique et les toniques. A cette première observation, j'en ajouterai une seconde, celle d'un cas reconnu tout d'abord, et traité surtout par la quinine et le quinquina, malgré l'origine danubienne du miasme.

DEUXIÈME OBSERVATION.

Fièvre rémittente idiopathique, compliquée d'hyperémie pulmonaire.

Monsieur N. C. A... jeune homme de vingt ans, d'une bonne constitution, d'un tempérament nervoso-sanguin, arrive d'Ibraila à Syra en vingt-deux jours, après en avoir passé trois à Constantinople. Pendant la traversée il est pris d'un point de côté à la partie droite de la poitrine, entre la troisième et la quatrième côte, et arrive par conséquent malade depuis trois jours; appelé près de lui, le 18 mai 1861, je trouve, en effet, le jeune homme en proie à une fièvre très-forte, avec céphalalgie, soif intense, dyspnée, toux sèche et fréquente, expectoration difficile, matité dans le côté droit de la poitrine, bruit de respiration faible, masqué par des râles silibants et crépitants, etc. Je prescris immédiatement des tisanes diaphorétiques et l'usage d'une potion gommeuse kermétisée. Le soir, le malade est dans le même état, la fièvre est augmentée, le pouls est à 110 pulsations à la minute, la douleur de côté est insupportable, j'ordonne l'application de vingt sangsues *loco dolenti*, et je fais répéter la même potion, en élevant la dose de kermès.

Ce jeune homme avait passé une nuit très-agitée, en prononçant dans son sommeil des paroles entrecoupées, avec fièvre intense. A ma visite du matin, le malade ne se plaint pas autant de son point de côté, la fièvre a diminué, le pouls marque 100' pulsations à la minute, un lavement d'un gramme de sulfate de quinine est administré. Le lendemain je trouve une amélioration considérable dans les symptômes généraux à la suite d'une sudation médiocre que j'ai pu constater moi-même, le pouls n'a plus que 90 pulsations à la minute, la douleur du point de côté est stationnaire. Je prescris six pilules de sulfate de quinine, de trois grains chacune, à prendre en deux heures. Le soir la fièvre ne présente aucune exacerbation ; dans la nuit le sommeil est calme. Le jour suivant l'état est le même, il y a amendement de tous les symptômes, à l'exception du point de côté, je commande de nouveau quatre pilules de sulfate de quinine à la même dose, et je fais appliquer un vésicatoire sur le point endolori. Quatre jours après ce traitement, les phénomènes stéthoscopiques ont complétement disparu, on n'entend plus aucune crépitation dans le poumon, mais un simple bruit respiratoire affaibli du côté droit. Le vésicatoire a régulièrement suppuré, et au bout de dix-huit jours le jeune homme est parfaitement rétabli. La convalescence est rapide, sans rien offrir de particulier.

Si on analyse cette seconde observation, qui se rapproche en plus d'un point de la première, on verra que la congestion pulmonaire, qui y prédominait en apparence, ne fut pas traitée aussi énergiquement que chez le sujet de la première observation, et que l'emploi du sulfate de quinine à propos suffit pour combattre et l'affection rémittente et la congestion concomitante.

§ V.

DES FIÈVRES CONTINUES IDIOPATHIQUES.

Les fièvres continues, à quinquina, sont, relativement aux autres types des manifestations pyrétiques de l'affection idiopathique, excessivement rares en Grèce. Je me bornerai à décrire ces fièvres d'après les faits que j'ai observés.

La fièvre continue se présente à l'observateur sous deux aspects différents et graves : dans le premier elle se remarque continue d'emblée; elle peut commencer par un frisson initial auquel succède la chaleur qui devient ensuite promptement continue et ne laisse apercevoir aucun temps ni d'apyrexie ni de rémission; elle reste uniforme jusqu'à la guérison ou la mort du sujet. Dans certains cas, on peut à peine l'observer, tant sa fin est prompte; dans ces cas, les fièvres intermittentes et rémittentes dont nous venons de parler deviennent continues avec une telle rapidité et une telle intensité que, si vous ne les combattez immédiatement, vos malades vous échappent promptement.

Dans le second aspect, voici ce que j'ai observé : les malades commençaient par avoir un frisson initial avec une fièvre présentant des rémissions

bien caractérisées, ils étaient ou jeunes, de six à
dix-huit ans, faibles, débilités, ou vieux, dans les
mêmes conditions physiologiques; bientôt après
le second ou le troisième jour de la maladie, on
ne trouvait aucune rémission bien prononcée, la
fièvre devenait continue avec assoupissement,
hébétude, coma, prostration extrême des forces,
mouvements convulsifs des muscles de la vie animale, quelques soubresauts de tendons, émissions
d'urines et déjections stercorales involontaires,
etc., etc. Cet état durait de huit à dix jours, et les
individus succombaient le plus souvent. Contre ce
second état, plus fréquent que le premier, qu'on
observait chez les enfants et les vieillards, principalement en été, si on employait dès le début le
sulfate de quinine à petite dose de 60 centigrammes
à un gramme en dissolution dans deux ou trois
lavements par jour, et de 40 à 60 centigrammes
en dissolution dans trois ou quatre fois prise
par la bouche, les lavements pendant les deux ou
trois premiers jours, les doses par la bouche de
deux jours l'un, on pouvait guérir quelques malades en administrant ensuite l'infusion de quinquina, les bouillons gras, le vin, le fer soluble,
en un mot, un traitement essentiellement tonique.
Si, au contraire, on employait le sulfate de quinine
à grandes doses de deux ou trois grammes par
jour, et si on le continuait quelque temps, les
malades succombaient plus vite, c'est-à-dire vers
le cinquième ou le sixième jour; le même résultat
arrivait à peu près si on faisait de la médecine

expectante, en les traitant comme affectés de fièvres typhoïdes.

Voici ce qui me semblait se passer dans ces derniers cas : les individus étaient atteints de l'affection périodique idiopathique intermittente ou rémittente ; la maladie, ne rencontrant pas assez de résistance vitale dans l'organisme, finissait par l'envahir d'une manière grave, et comme la réaction des sujets était inférieure à l'action ordinaire de la maladie, ils étaient abattus par celle-ci, il y avait chez eux développement continu de la fièvre, hébétude, assoupissement, coma, prostration des forces, etc., etc., et ils pouvaient, ou bien quelquefois guérir sous le traitement ci-dessus indiqué, convenablement dirigé dès les premiers jours, ou, si leur état morbide se prolongeait quelque temps, ils tombaient tout à fait dans la fièvre typhoïde avec tension et gargouillements du ventre, douleur aux fosses iliaques, pétéchies, sudamina, etc. Et l'autopsie vous révélait toutes les altérations anatomiques qu'on y rencontre, dans les plaques de Peyer, les follicules de Brunner, etc., etc.

§ VI.

DES FIÈVRES PERNICIEUSES.

Parmi les manifestations pyrétiques de l'affection périodique idiopathique, la plus insolite, la plus grave, la plus importante et qui devient promptement mortelle, c'est sans contredit la fièvre pernicieuse. « La fièvre pernicieuse est un état de désordre vital dans lequel la vie est menacée généralement et localement; quelle que soit la violence ou la modération apparente des symptômes, la vie a une tendance à son extinction prochaine, qui dure jusqu'à la cessation du dernier phénomène de l'accès. » Voilà ce que je répéterai avec Récamier et MM. Trousseau et Pidoux[1] pour donner une idée exacte de la fièvre pernicieuse.

Pour moi cette fièvre est une manifestation pyrétique de l'affection idiopathique, c'est un élément morbide, fébrile, insolite, grave, qui imprime aux symptômes une gravité particulière, extraordinaire, qui a une marche prompte, rapide, fatale; ce sont là des caractères qui la différen-

---

1. *Traité de Thérapeutique et Matière médicale,* 2ᵉ vol., p. 403.

cient des autres formes fébriles; ceux, au contraire, qui l'unissent à l'affection générale, sont les mêmes causes étiologiques qui l'engendrent et la développent; c'est le même fond morbide, réclamant la même base de traitement; la forme pourtant de celui-ci diffère en ce qu'il exige une dose un peu plus considérable d'antipériodique, administrée avec promptitude et urgence, sans quoi on perd son malade. Cet élément domine à lui seul la phase la plus grave de l'affection périodique idiopathique aiguë, et mérite une attention toute particulière.

J'ai observé la fièvre pernicieuse simple qui est le fond pathologique, l'entité morbide, avec les types intermittents quotidiens, tierce, subintrant, jamais quarte et quinte, rémittent et continu; j'ai vu cette fièvre dans le cours des intermittentes simples et compliquées, je l'ai remarquée aussi arrivant brusquement pendant les convalescences d'autres maladies de nature différente, et, d'après ces faits bien constatés, je puis dire que la fièvre pernicieuse, ou ce qui est pour moi synonyme, l'élément pernicieux ou malin [1], peut se présenter à la pratique seule et d'emblée, constituant ainsi la base morbide, le fond pathologique;

1. Comme la plupart des auteurs qui ont écrit sur ces fièvres et que nous aurons occasion de citer, se servent des adjectifs *malin* et *ataxique* comme synonymes de *pernicieux*, nous sommes forcé de conserver aussi cette synonymie, bien que nous eussions mieux aimé réserver l'adjectif *malin* pour désigner uniquement la malignité des autres affections de nature tout à fait différente.

ou bien associée à toutes les manifestations pyrétiques et apyrétiques de l'affection périodique idiopathique, ou bien encore compliquée d'autres maladies de nature tout à fait différente.

Lorsque la fièvre pernicieuse s'offre seule et d'emblée, elle n'est pas seulement caractérisée par la rapidité et l'intensité insolites des trois stades qui forment les accès de la fièvre intermittente, quand elle affecte ce type, mais encore par la grande irrégularité du pouls, par des sueurs froides, par la rareté des urines qui n'existent presque pas, par l'invasion brusque de l'accès, ou par un frisson violent inaccoutumé qui dépasse le *frigor*, frisson accompagné très-souvent de délire qu'on remarque dans le cas où la fièvre est pernicieuse, symptômes ou lésions qui, le plus ordinairement, cessent avec le premier accès pour reparaître au second plus forts et plus vigoureux, et qui semblent compromettre gravement la vie du malade.

La fièvre pernicieuse se présente aussi d'emblée avec le type rémittent et continu, c'est là le cas le plus grave, et alors le type ne doit pas être pris seul en considération, comme un fait capital et fondamental, car il faudra d'abord diagnostiquer la fièvre pernicieuse, ce qui est très-urgent, c'est-à-dire qu'il faudra savoir si l'on a affaire à une fièvre pernicieuse ou non, viendra ensuite la détermination du type qui pourra influencer le pronostic. Il serait facile de créer des divisions et des subdivisions de ces maladies à l'infini, si l'on voulait tenir compte des types ou des symptômes qui prédominent; néanmoins, comme elles peuvent affecter des symptômes simulant d'autres maladies, on a été forcé de grouper à part les faits de ce genre, et Torti, qui nous a laissé une véritable description classique de ces fièvres, s'est inquiété fort peu du type, car il a rassemblé les fièvres pernicieuses ou malignes dans deux catégories bien tranchées; les unes, qu'il appelle *solitariæ*, sont des pernicieuses à forme intermittente le plus souvent, et quelquefois rémittente, de la même nature idiopathique, n'offrant aucun symptôme insolite bien caractérisé, et qui ont une grande tendance à devenir continues; les autres, qu'il appelle *comitatæ*, sont des pernicieuses plus graves que les premières, et présentent la prédominance bien prononcée d'un symptôme insolite; des cholériques, des dyssentériques, des atrabilaires ou hépatiques, des cardiaques, des diaphorétiques, des syncopales, des algides, des sudatoires, des léthargiques, des hémorrhagiques, des pleurétiques, des pneumoniques, etc.

« On pourrait multiplier singulièrement le nombre
« des fièvres pernicieuses, si l'on voulait créer
« autant d'espèces qu'il y a de symptômes et de
« complications capables de modifier la physiono-
« mie et la marche des fièvres intermittentes; il
« faut surtout prendre en considération la gravité
« des phénomènes, et refuser le nom de fièvres
« pernicieuses à celles dont les symptômes, bien
« qu'insolites, n'entraînent jamais la mort du

« malade, » disent avec raison MM. Monneret et Fleury. (*Compendium de médecine*, vol. V, p. 327.)

Pour résumer notre manière de considérer l'élément pernicieux, nous ne saurions mieux faire que de reproduire le passage suivant de feu le professeur Récamier, écrit avec une rare sagacité clinique et un talent d'observation vraiment supérieur. « L'état ataxique fébrile doit être envisagé « sous le point de vue de la résistance ou de l'é- « nergie vitale, et non pas seulement sous celui « de la vivacité, de la lenteur ou du désordre des « phénomènes qui l'accompagnent, c'est-à-dire « que dans l'ataxie fébrile il faut considérer :

« 1° La tendance locale ou générale à l'extinc- « tion prochaine de la vie, tendance qui dure « jusqu'à la cessation du dernier phénomène de « l'ataxie, quelque peu important qu'il paraisse;

« 2° La variété des formes des phénomènes, « tantôt avec turbulence, tantôt avec collapsus, et « tantôt enfin avec une apparente modération, « sans que le danger réel pour la vie soit moindre « dans un cas que dans l'autre.

« Lors donc que la résistance vitale est mena- « cée prochainement, sans affection locale, évi- « dente et primitive, à laquelle on puisse attribuer « les accidents, je dis qu'il y a ataxie [1]. »

Je me dispenserai de rapporter ici tous les cas de fièvres pernicieuses que j'ai observés et que

---

1. Cité dans la thérapeutique de MM. Trousseau et Pidoux, *ibid.*, pag. 411.

j'ai eu occasion de soigner dans ma pratique; je n'en reproduirai que quelques-uns pour démontrer : 1° que la fièvre pernicieuse peut se présenter d'emblée avec les différents types des fièvres idiopathiques ou de la même nature; 2° qu'elle peut revêtir des symptômes insolites simulant d'autres affections, et 3° enfin, qu'elle peut s'offrir dans le cours de maladies de nature différente, et en changer la physionomie, la marche, en nécessitant le traitement antipériodique.

OBSERVATIONS.

PREMIÈRE OBSERVATION. — *Fièvre intermittente, pernicieuse, simple. — Guérison.*

L'enfant de Mme M..., âgé de onze ans, jouissant d'une bonne santé et entouré des soins de sa famille, allait à l'école. Le 2 mai 1860, après avoir tardé de rentrer à la maison, il tombe malade et se plaint de maux de tête; aussitôt après il est pris d'un frisson qui dure quelques heures, et peu intense; ce frisson est suivi d'une chaleur modérée avec soif, inappétence et une légère agitation; le pouls est petit, serré, irrégulier, à 110 pulsations à la minute. C'est dans cet état que je trouve mon petit malade lors de ma visite; je prescris un pédiluve sinapisé, le repos au lit, des boissons délayantes et rafraîchissantes, une diète absolue. Le lendemain, le malade est apyrétique à la suite d'une sudation nocturne. Je ne veux pas administrer immédiatement l'antipériodique, ne supposant pas la fièvre pernicieuse, mais simplement intermittente. Dans la soirée, et à peu près à la même heure que la veille, l'accès reparait avec des symptômes alarmants, le frisson se prolonge pendant plus de quatre heures, et une forte chaleur lui succède avec délire et une telle agitation que l'enfant veut s'enfuir à toute force. C'est dans cet état grave que je trouve mon petit malade; aussi je n'hésite pas d'employer sur-le-champ une solution d'un gramme de sulfate de quinine dans deux lavements pendant l'accès. L'apyrexie qui survient le lendemain matin laisse chez lui une faiblesse et une atonie incroyables. Je prescris de nouveau six pilules du même sel, de trois grains chacune, à prendre de demi-heure en demi-heure. L'accès disparaît, le malade commence à prendre du bouillon gras et du vin de quinquina, la convalescence arrive, et la guérison est parfaite au bout de dix jours. Je l'ai revu depuis bien portant.

DEUXIÈME OBSERVATION. — *Fièvre intermittente, pernicieuse, succédant à une tierce chronique. — Guérison.*

Le 26 septembre 1858, vers dix heures et demie de la nuit, je fus appelé par le capitaine D..., pour voir son petit neveu âgé d'environ huit ans, arrivé depuis quelques mois à Syra. Cet enfant habitait avec sa famille la ville d'Erétrie (le plus grand foyer de miasmes paludiques en Grèce), et depuis six mois, il y était affecté de fièvres intermittentes tierces, dont les accès le frappèrent aussi à Syra. Arrivé auprès de lui, je constatai une chaleur excessive dans tout le corps, qui avait succédé à un léger frisson de peu de durée; le pouls était petit, fréquent, serré, à 140 pulsations par minute; la langue était sèche, jaunâtre, les urines rares, la région épigastrique douloureuse sous la pression. Comme l'enfant était très-nerveux, il avait eu en même temps des convulsions, ce qui avait déterminé les parents à m'appeler dans la nuit. Le diagnostic était fort simple : j'avais évidemment affaire à un accès pernicieux qui avait suivi les intermittentes tierces. En présence de cette chaleur ardente, des convulsions, du délire, je crus opportun d'ordonner quelques sangsues sur la région épigastrique, des lavements émollients, des compresses froides sur la tête, une potion calmante, et de remettre au reste de la nuit ou au lendemain matin l'emploi de la quinine. A sept heures de la matinée je trouvai l'enfant presque dans le même état; la chaleur persistait, seulement les convulsions avaient cessé. Le temps pressait, il fallait se hâter d'administrer le sulfate de quinine, malgré la continuation du mouvement fébrile. Je fis appeler un confrère en consultation, et nous décidâmes [1] d'employer deux lavements de quinze grains chacun de sulfate de quinine en dissolution; nous craignîmes l'apparition d'un second accès sub-intrant qui aurait pu emporter le malade. Le premier lavement fut gardé pendant une heure, et rejeté avec une selle abondante, le second fut donné une heure plus tard, et rendu de la même manière, après avoir été gardé moins d'un quart d'heure. Vers trois heures seulement du soir, les sueurs se manifestèrent; nous prescrivîmes alors quatre pilules de trois grains chacune, à prendre en deux heures. L'accès pernicieux ne reparut plus, mais le petit jeune homme ne put être débarrassé complétement des intermittentes tierces qu'au bout de plusieurs semaines; sous l'influence d'un long traitement par le quinquina et surtout par le fer.

1. J'avais fait appeler un confrère en consultation, parce que je n'avais pas à combattre seulement la maladie, mais encore à lutter contre les préjugés du pays et surtout des parents, qui croyaient que le sulfate de quinine donné pendant l'accès, pouvait produire de grands ravages et même la mort. Quant à ma manière d'employer cette substance contre cette affection, je la prescris généralement au moment de l'apyrexie; néanmoins, dans certains cas et surtout dans la fièvre pernicieuse, je n'ai jamais eu, en l'administrant pendant l'accès, aucun accident à noter; au contraire, j'ai toujours eu à m'en louer; du reste, cette pratique est ordinairement suivie par presque tous les médecins.

TROISIÈME OBSERVATION. — *Fièvre pernicieuse, simulant une helminthiase. — Mort au second accès.*

Une demoiselle de six ans, fille d'une paysanne habitant l'ancienne ville de Syra, était malade depuis trois jours d'une helminthiase avec fièvre, agitation, etc. Cette enfant était soignée par un confrère qui lui avait prescrit de la santonine et du calomel. Après le médicament, elle rendit quelques ascarides lombricoïdes; sa fièvre et son agitation disparurent, et son rétablissement fut parfait en apparence. Mais le lendemain cette enfant retomba dans un second accès caractérisé par les mêmes phénomènes, plus une insensibilité et un coma. Appelé en consultation, je ne pus arriver auprès de la malade que vers six heures du soir; et je la trouvai en proie à une fièvre ardente très-intense, le pouls fréquent et très-petit marquait 140 pulsations à la minute, et était très-irrégulier. Elle s'agitait convulsivement dans son lit, il y avait insensibilité, la langue était rouge, très-sèche, les lèvres livides, les urines n'existaient pas, etc. Quoique la malade eût rendu des ascarides, le retour des symptômes graves ne pouvait être attribué à l'helminthiase, car celle-ci avait été combattue, et *sublata causa tollitur effectus*. Il est donc probable qu'on avait devant soi un second accès de fièvre pernicieuse; il y avait péril en la demeure, aussi nous prescrivîmes immédiatement le sulfate de quinine *intus et in cute;* mais nos efforts furent impuissants, et vers dix heures du matin l'enfant succomba. Comme elle était parente de son médecin, nous obtînmes de faire l'autopsie du cadavre.

Autopsie du cadavre vingt heures après la mort.

Tête. La substance du cerveau n'offre rien de particulier, si ce n'est une prédominance du sang veineux; l'arachnoïde n'est nullement injectée. Dans le cervelet, le sang veineux abonde.

Poitrine. Dans les poumons, on rencontre la même prédominance du sang veineux; ces organes sont à l'état normal. Le cœur ne contient dans les oreillettes et les ventri-
cules qu'une petite quantité de sang.

Abdomen. L'estomac n'était nullement injecté, sa membrane muqueuse est pâle et décolorée; on trouve de la
bile mêlée à des mucosités. Le duodénum, ainsi que l'intestin grêle, présente une muqueuse également pâle et décolorée; on y voit quelques mucosités jaunâtres. Le cœcum,
le colon ascendant, le colon transversal et descendant, etc.,
sont fortement injectés de sang noir, leur membrane muqueuse n'a rien de particulier. Le foie est plus volumi-
neux, et ses veines sont gorgées de sang. La rate est encore
plus volumineuse et gorgée de sang rouge; son tissu
propre est plus mou, cède facilement et se déchire vite.
Le pancréas n'offre rien à noter; dans les reins, le sang
veineux est plus abondant qu'à l'état normal; la substance
corticale de ces organes est à l'état normal. Rien de particulier dans les uretères et la vessie.

QUATRIÈME OBSERVATION. — *Fièvre continue, pernicieuse. — Forme
comateuse. — Guérison.*

La femme C... mariée à un épicier, âgée de 30 ans,
d'une bonne constitution, d'un tempérament bilieux,
tombe malade à Syra le 12 mai 1858, affectée d'un mouvement fébrile intense, de maux de tête insupportables, d'une
grande faiblesse et de prostration des forces. Elle habite
une petite maison humide et mal aérée, dans un quartier
assez malpropre de la ville. Appelé auprès d'elle le lendemain, je la trouve à l'état suivant : décubitus dorsal, stupeur profonde, facies hébété, céphalalgie sus-orbitaire
très-intense, soif ardente, anorexie et dégoût pour les
aliments, respiration difficile et fréquente, sensation d'un
poids sur la poitrine qui, examinée par la percussion et
l'auscultation, n'offre rien de particulier, si ce n'est une
accélération du bruit de respiration. Cette femme allaite

son enfant âgé d'un an ; elle a le ventre dur, tendu, sensible à la pression ; elle est constipée depuis quatre jours, elle a les urines rares et rouges, etc., le pouls est lent, irrégulier, marque 100 pulsations à la minute, et on obtient difficilement réponse de la malade plongée dans une sorte de léthargie profonde. J'interroge le mari sur les antécédents de la femme, et il me raconte qu'elle s'est très-bien portée jusqu'au 12 mai, où elle s'est réveillée avec la fièvre et une céphalalgie très-forte, et qu'elle est tombée immédiatement dans l'état que je viens de décrire, lequel dure depuis vingt-quatre heures. C'était le premier accès. Je prescris aussitôt des lavements laxatifs et un purgatif. L'intestin est promptement débarrassé, et le lendemain je trouve la malade en moiteur à la suite de six déjections dans la nuit. Le pouls est à 90 pulsations, moins agité, plus calme. Elle garde toujours le même décubitus ; la tension et la douleur abdominale ont disparu. J'ordonne deux lavements, chacun avec dix grains de sulfate de quinine, et une potion d'un gramme du même sel à prendre dans la journée épicratiquement. En revenant le soir, je trouve la malade beaucoup plus assoupie que le matin, mais avec les pouls à 80 pulsations plus réguliers. Je prescris quelques boissons délayantes et rafraîchissantes, et l'usage d'un peu de bouillon gras. Le 15 au matin, la malade me dit elle-même qu'elle a passé une bonne nuit, que son mal de tête est supportable, mais elle accuse des bourdonnements d'oreille, une anorexie et le dégoût pour le bouillon ; le pouls est calme, à 65 pulsations, la peau moite. Je lui conseille quelques orangeades à prendre dans la journée. Le lendemain la malade est plus joyeuse, tous les symptômes sont dissipés, l'anorexie persiste ainsi que la faiblesse. Je prescris une potion de 60 centigrammes de sulfate de quinine à prendre en deux heures. L'accès ne reparaît plus, et, par l'usage du quinquina pendant quelques jours, l'appétit, ainsi que les forces, se rétablirent, et la malade guérit parfaitement au bout de douze jours.

CINQUIÈME OBSERVATION. — *Fièvre intermittente pernicieuse, forme
cataleptique. — Guérison.*

Le nommé C... Astépalitis, chef de portefaix, employé
au service du Lloyd autrichien de Syra, âgé d'environ
50 ans, d'une bonne constitution, d'un tempérament nervoso-sanguin, tombe malade le 2 avril 1859, d'une affection
catarrhale, laquelle est soignée par un empirique de la ville,
qui lui administre tous les matins quatre pilules d'aloès ; le
16 du même mois, le malade est dans un état tellement
grave, que l'empirique désespéré envoie ses parents à la
recherche du curé, pour lui administrer les derniers sa-
crements. Aussitôt dit, aussitôt fait. Mais comme l'homme
vit encore, on vient me chercher à la hâte vers cinq heures
du soir. Arrivé auprès de lui, je le trouve dans le décubitus
dorsal, et roide sur son lit, les yeux fixés au plafond et
immobiles, les pupilles contractées, les mâchoires fortement
serrées l'une contre l'autre, et ne se soulevant que pour
produire quelques grincements de dents ; il m'est impossible de les écarter pour examiner sa langue, la roideur
est excessive dans tous les muscles moteurs, la peau est
très-chaude, ardente, mais sa sensibilité est intacte. L'individu n'a pas été à la selle, et n'a pas uriné depuis
30 heures. Le pouls est irrégulier, fréquent, à 120 pulsations à la minute. Cet homme ne répond à aucune de mes
interrogations, ni à celles de ses parents qui m'assurent
qu'il est dans cet état depuis plus de 28 heures. Je
pratique une petite saignée de 150 grammes, non sans
difficulté, et je recommande aux parents de faire promener
des sinapismes sur les extrémités supérieures et inférieures
de son corps, puis je le quitte en laissant auprès de lui
une personne intelligente, pour le surveiller et m'avertir
quand elle apercevra la moindre trace de sueur ou de
moiteur à la peau. Je l'avais saigné pour favoriser la sudation, et combattre la concentration de la circulation. Je ne

fus appelé que le lendemain vers cinq heures du matin, moment où une légère moiteur couvrit le front et les paumes des mains ; le pouls était moins fort, plus calme, et n'avait que 100 pulsations à la minute ; les autres symptômes restent dans le même état, je prescrivis sur-le-champ le sulfate de quinine *intus et in cute*. C'est seulement vers cinq heures du soir que la roideur musculaire cessa, et qu'un sommeil profond succéda à la carphologie que nous avons décrite. Alors j'administrai une potion de sulfate par la bouche. Le lendemain matin je trouvai le malade dans un bien meilleur état, mais assoupi, sans fièvre, le pouls à 75 pulsations. Il se réveillait de temps en temps pour demander à boire. J'ordonnai de légères orangeades et quelques bouillons gras pour combattre la stupeur quininique. Le 19 avril le malade répondit à mes questions, il ne conservait aucun souvenir de son état passé, il se plaignait de maux de tête, d'anorexie et d'une profonde adynamie ; la température de la peau était normale, le pouls régulier, calme ; je fis les mêmes prescriptions que la veille. Le 20, la faiblesse persista ainsi que l'anorexie : je commandai une potion de 80 centigrammes de sulfate de quinine à prendre en deux heures avec quelques bouillons gras. Du 21 au 30, je fis usage de décoctions de quinquina, de bouillons, de vin, et, au bout de vingt jours, la guérison fut complète et notre homme reprit son travail. — On m'a informé l'année dernière que ce malheureux était mort d'une tuberculose dont il fut soigné par un de nos confrères qui nous l'a affirmé.

SIXIÈME OBSERVATION. — *Fièvre intermittente pernicieuse, à forme apoplectique. — Guérison.*

Madame K... âgée de 60 ans environ, d'une constitution assez bonne, d'un tempérament nervo-sanguin, habite depuis quelques jours sa campagne, située à une petite distance de la ville de Syra. Le 20 juillet 1862 je suis mandé à la hâte chez cette dame soudainement frappée d'une

attaque d'apoplexie; arrivé une heure après l'accident,
j'apprends que depuis quelques jours elle se plaignait de
céphalalgie et d'anorexie. Le jour même, vers quatre
heures du soir, elle est prise d'une défaillance, avec perte
de connaissance, embarras de la parole, paralysie du bras
et de la jambe droites, somnolence, strabisme de l'œil droit
et dilatation de la pupille, paralysie faciale du côté droit,
paralysie de la langue, etc., etc. Mais de plus je constate
une chaleur de la peau, avec fièvre; le pouls est plein,
mais fébrile et irrégulier, il marque 110 pulsations à la
minute. Je pratique une saignée de 200 grammes, pour
combattre la congestion évidente du cerveau, et plus encore pour favoriser la détente vers la peau et provoquer
une sudation. Je prescris des lavements laxatifs contre la
constipation, habituelle d'ailleurs chez cette dame très-hé-
morrhoïdaire, des sinapismes aux extrémités, etc., etc. Bien
entourée, elle est saignée *ad literam*. Le lendemain, vers
six heures de la matinée, je trouve la malade dans une
moiteur à peine sensible, la chaleur de la peau n'existe
pas, et le pouls est moins fort, moins irrégulier, il ne
marque que 90 pulsations; tous les autres symptômes sont
exactement les mêmes. Je prescris deux lavements de
1 gramme chacun de sulfate de quinine à employer dans
trois heures d'intervalle. Dans la soirée je constate de nouveau une augmentation dans la fréquence du pouls et
dans la température du corps; il y a exacerbation de la
fièvre; je fais continuer la révulsion vers les extrémités
inférieures. Le surlendemain matin je trouve la malade en
transpiration, le pouls est à 80 pulsations, les deux lavements *ut supra* sont répétés; le soir l'exacerbation ne revient point, mais les symptômes paralytiques persistent.
Pendant les six jours suivants, j'administre chaque matin
une potion de 60 centigrammes à 1 gramme de sulfate
de quinine, tout en renouvelant la révulsion vers les extrémités inférieures par l'emploi, tous les six jours, de quelques sangsues à l'anus et de quelques cautères. Le

vingtième jour de la maladie notre dame se lève, et commence à se nourrir confortablement, des frictions aromatiques recommandées sur les membres paralysés, le vin de quinquina et le fer sont administrés, et, chose remarquable, au bout d'un traitement tonique de deux mois, elle reprend l'usage de ses membres et des muscles de la face, il ne reste chez elle que la perte du goût et de l'odorat; les nerfs olfactifs sont peut-être comprimés par quelque petit caillot de sang non résorbé. Cette dame jouit jusqu'aujourd'hui d'une bonne santé.

Septième observation. — *Fièvre intermittente pernicieuse, compliquant une métrite aiguë à sa convalescence. — Guérison rapide.*

Madame D....., femme d'un capitaine de vaisseau à voiles, âgée de 35 ans, d'une bonne constitution, d'un tempérament lymphatico-nerveux, accouche heureusement au mois de septembre 1857, mais elle est affectée, après ses couches, d'une métrite aiguë qui, cependant, marchait déjà vers sa résolution, lorsqu'un état nerveux des plus alarmants survint : cette malade est soignée par son médecin ordinaire qui m'appela en consultation pour cet état grave. La métrite venait de céder à un traitement antiphlogistique intelligemment dirigé; l'utérus était encore légèrement tuméfié et à peine sensible à la pression; néanmoins on observa depuis deux jours un mouvement fébrile augmenté, un pouls à 100 pulsations, petit, fréquent, irrégulier, une soif vive, de l'anorexie, des lassitudes, une faiblesse extrême, de la rareté dans les urines; mais ce qui tourmente la malade énormément, c'est une céphalalgie des plus fortes et des plus opiniâtres, accompagnée d'un état nerveux très-prononcé. Mon honorable confrère me fait remarquer que l'état actuel ne devait être attribué qu'à une fièvre pernicieuse; cependant, avant de recourir au sulfate de quinine, nous jugeâmes prudent de combattre cette céphalalgie par l'application d'un vésicatoire saupoudré de chlorhydrate de morphine; mais le lendemain l'accès devient très-fort, la malade perd connaissance, et nous sommes obligés d'administrer le sulfate de quinine, qui produit les plus heureux résultats.

HUITIÈME OBSERVATION. — *Fièvre intermittente pernicieuse, compliquant une hystérie chronique. — Guérison rapide.*

La femme C...., épouse d'un marchand de tabac, âgée de 35 ans, d'une bonne constitution, d'un tempérament bilioso-nerveux, est sujette, depuis six ans, à des attaques hystériques; ces attaques arrivent à peu près tous les quinze jours, principalement quand la femme est contrariée. Le 30 septembre 1860, elle est prise d'un accès d'hystérie qui dure extraordinairement plus de huit heures, avec des symptômes tout à fait insolites; elle perd connaissance, déchire ses vêtements et prononce des paroles incohérentes. Comme on la croyait folle, on m'appela; arrivé auprès d'elle, vers huit heures du soir, je trouvai, en effet, cette femme en proie au délire; les convulsions venaient de cesser, mais elle se plaignait, par des signes, d'une céphalalgie intense et de douleurs à la poitrine, elle voyait devant elle des fantômes menaçants, jetait souvent les hauts cris, etc. Les yeux étaient légèrement injectés et le regard hagard; la langue était sèche, rouge, et la soif ardente; le pouls, très-irrégulier, fébrile, marquait 100 pulsations à la minute. Cependant les accès habituels d'hystérie ne duraient qu'une heure et ne présentaient pas les mêmes troubles nerveux et intellectuels; j'avais par conséquent affaire à une fièvre pernicieuse compliquante; néanmoins je prescrivis pour le soir une forte révulsion vers les extrémités inférieures, des affusions froides sur la tête et une potion calmante; la nuit fut très-agitée, la malade n'avait point reposé, et la fièvre persistait. Le lendemain je revins vers sept heures du matin, et je constatai une rémission notable dans le mouvement fébrile, les autres symptômes étaient les mêmes ; j'ordonnai deux lavements de sulfate de quinine ; dans la soirée, la fièvre ne s'exacerba point, les troubles nerveux avaient diminué d'intensité ; je suspendis les affusions froides sur la tête, tout en continuant la révulsion sur les extrémités. Le surlendemain j'appris que la nuit avait été bonne, et la malade répondit pour la première fois à mes questions, en se plaignant pourtant de pesanteurs à la tête, d'inappétence et d'une faiblesse extrême ; elle ne conservait aucun souvenir du passé ; je commandai l'usage d'une potion d'un gramme de sulfate de quinine à prendre en deux heures. Le soir, l'accès ne reparut plus ; pendant les six jours suivants, j'employai alternativement le même sel de quinine à la même dose, etc., etc.; au bout de douze jours la guérison fut complète.

J'aurais pu rapporter plusieurs autres observations consignées dans mes notes, mais j'aime mieux me borner à celles que je viens de décrire, et qui prouvent que la fièvre pernicieuse peut se présenter d'emblée seule, ou associée à d'autres affections de même ou de différente nature, et qu'elle peut compliquer d'autres maladies, en modifiant essentiellement leur marche et leur traitement.

Si on analyse ces observations, on verra, d'un côté une grande diversité symptomatique quant à la forme, et de l'autre une ressemblance parfaite quant au fond morbide, une identité dans la nature, la même gravité dans la marche de la fièvre ainsi que de quelques symptômes prédominants, et surtout l'action généralement salutaire

de la médication quininique, dès qu'on parvient
à l'employer à temps et convenablement; on
observera de plus que, sans prendre uniquement
en considération l'intermittence, la rémittence, ou
la continuité du mouvement fébrile, je me suis
principalement attaché à suivre sa marche et ses
modes d'évolutions, et que par voie d'exclusion
je suis arrivé à isoler, à diagnostiquer et à combattre l'accès pernicieux. Enfin, on sera persuadé
aussi que, tout en appréciant à leur juste valeur
les différentes complications, j'ai tâché de me con-
former au sage conseil de Double, qui dit d'une
manière aussi vraie que pittoresque, *qu'il faut sui-*
vre la marche de la fièvre, comme l'ombre suit le corps.

§ VII.

MANIFESTATIONS APYRÉTIQUES DE L'AFFECTION PÉRIODIQUE IDIOPATHIQUE.

MALADIES LARVÉES.

Une très-grande confusion règne encore parmi les auteurs qui se sont occupés des maladies larvées. Il en est qui mettent au nombre de ces maladies des fièvres rémittentes ou continues, parce que leur mouvement intermittent est caché; d'autres confondent sous le même nom des pyrexies idiopathiques intermittentes ou rémittentes, parce qu'elles n'ont pas de stades réguliers, ou n'en ont que de courte durée. Quant à moi, je n'étudierai dans ce paragraphe que les maladies de la même nature, apyrétiques, le plus souvent locales, caractérisées par le même fond pathologique, et dans lesquelles le mouvement fébrile n'existe pas, ou, s'il existe, se localise dans les parties affectées, avec retour périodique. Ces maladies sont : les névralgies faciale, frontale, susorbitaire, sciatique, l'otalgie, l'odontalgie, etc.

On trouve dans les recueils scientifiques plusieurs faits qui démontrent jusqu'à l'évidence que des névralgies périodiques parfaitement localisées succèdent aux accès réguliers des fièvres intermittentes et rémittentes. On y rencontre aussi des observations sur des cas de névroses périodiques combattues et guéries par le sulfate de quinine. Ces deux ordres de faits sont assez rares relativement aux manifestations pyrétiques de l'affection idiopathique.

J'ai eu à soigner plusieurs personnes qui se levaient tous les matins avec une névralgie sus-orbitaire très-intense, d'une durée de trois à quatre heures; j'en ai eu à traiter d'autres chez lesquelles la névralgie se répétait deux ou trois fois dans la même journée. — L'emploi du sulfate de quinine a rapidement enrayé les accès, et celui du fer soluble les a complétement guéris. Dans tous les cas de névralgies périodiques que j'ai eu occasion d'observer, ce n'était pas leur intermittence ou leur rémittence qui me faisait recourir au sulfate de quinine pour les combattre, mais la présence de tous les caractères généraux de l'affection, que j'ai décrits dans le premier paragraphe. Toutes ces névralgies n'étaient que des manifestations locales de la même affection, se traduisant par la forme apyrétique.

Dans ces cas le sulfate de quinine m'a servi sous deux rapports, celui du diagnostic et celui de la thérapeutique. Sous le premier, si une dose de 50 à 80 centigrammes du même sel, administrée à un individu attaqué d'une névralgie, ne la détruisait pas dans les premiers jours, j'étais sûr que la nature de la maladie n'était pas idiopathique. Si, au contraire, la même dose d'antipériodique agissait efficacement sur les premiers accès de la névralgie, dès les premiers jours, j'étais convaincu que j'avais affaire à une manifestation de l'affection périodique idiopathique. Sous le second rapport, j'augmentais la dose de sulfate pour combattre les accès névralgiques, et j'employais avantageusement le fer et ses préparations contre l'affection.

§ VIII.

DIATHÈSE PÉRIODIQUE IDIOPATHIQUE.

Sous l'influence d'une prédisposition particulière de notre organisation vivante à fomenter la même maladie, et sous cette dépendance vicieuse longtemps continuée, soumise à l'action des mêmes causes génératrices, l'affection périodique idiopathique finit par envahir l'économie tout entière, et s'y enraciner, en produisant une *modification* générale et profonde dans nos forces vitales et organiques telle, qu'on voit toutes les maladies périodiques devenir très-complexes, durer pendant un temps très-long. demeurer réfractaires au plus énergique traitement antipériodique, et passer de l'état chronique à l'état diathésique.

La diathèse périodique est principalement caractérisée par l'entretien chronique des accès intermittents et rémittents, au détriment des forces radicales du sujet qui finissent par se déprimer, par une grande faiblesse dans les fonctions digestives, par l'inertie de l'innervation, par un commencement d'anémie accompagné d'un bruit de souffle dans le cœur, surtout dans le premier temps, par des congestions passives du côté de la rate, du foie, etc.

La diathèse idiopathique peut se présenter seule, ou bien unie aux diathèses rhumatismale, chlorotique et syphilitique.

Je connais un négociant grec établi de longue date à Marseille, qui a eu pendant plus de dix ans une fièvre intermittente vraiment diathésique; il n'a épargné aucun moyen hygiénique et thérapeutique pour s'en délivrer; après avoir suivi un traitement pharmaceutique fort long, puis fait à plusieurs reprises usage de l'hydrothérapie et des douches froides, après s'être entièrement couvert de flanelle, avoir changé maintefois son régime alimentaire, essayé de divers climats et de diverses sources thermales, il n'a guéri, il y a peu d'années, qu'aux eaux de Soultzbach[1].

J'ai traité plusieurs personnes affectées simultanément de diathèses périodiques et rhumatismales. J'ai eu recours avec succès d'abord au sel de quinine seul ou uni aux opiacés, puis au quinquina et à toutes ses préparations, mais je n'ai pu obtenir une guérison complète et radicale que quand j'ai commencé à employer les préparations ferrugineuses.

Toutes les fois que j'ai eu occasion d'observer la diathèse syphilitique unie à la diathèse périodique idiopathique, j'ai remarqué une grande

____

1. On sait que ces eaux n'agissent que par le fer qu'elles renferment en solution.

ténacité dans les symptômes de la première et une grande résistance au traitement spécifique, avec un développement considérable de plaques muqueuses et diphthéritiques aux lèvres, aux gencives, au voile du palais, à la gorge, à l'entrée du pharynx, à l'anus, etc. Dans ces cas complexes j'ai été forcé de suspendre les traitements antidiathésiques, et de continuer pendant quelque temps l'usage de l'iodure de fer, accompagné de gargarismes fortement astringents [1].

Le traitement de la diathèse périodique idiopathique simple réclame en général quatre conditions essentielles : 1° élimination des causes génératrices ; 2° changement dans la manière de vivre ; 3° moyens hygiéniques ; 4° hydrothérapie et fer. Ce traitement sera développé dans la seconde partie de notre travail.

1. Je compte publier prochainement des observations sur quelques malades affectés simultanément de ces deux diathèses, suivies des considérations que cette étude m'a suggérées.

§ IX.

CACHEXIE PÉRIODIQUE IDIOPATHIQUE.

Lorsque la diathèse n'a pu être combattue par les moyens qui lui sont propres, nous voyons se développer un autre ordre de phénomènes. A la perversion des forces vitales et organiques, qui caractérise la diathèse, succèdent des altérations profondes dans ces mêmes forces ; l'anémie devient grave ; des hydroémies, des hydropisies, l'anasarque, l'œdème général, des altérations anatomiques du foie, de la rate, de l'estomac, et quelquefois du centre circulatoire, se manifestent promptement.

Deux conditions sont nécessaires pour le développement de la cachexie périodique ou paludique ; la première est inhérente à l'individu même, c'est-à-dire à sa constitution générale, à son tempérament, son idiosyncrasie, et surtout son hygiène habituelle ; la deuxième est généralement due à l'action répétée des mêmes causes et à la présence réitérée de l'affection. Ainsi on remarque la cachexie périodique chez les personnes pauvres, mal nourries, mal logées, travaillant beaucoup et se trouvant ordinairement dans une condition où leurs forces sont délabrées, tandis qu'elle est relativement très-rare chez les personnes aisées, bien nourries, bien logées, et en général dans de bonnes conditions constitutionnelles et hygiéniques. Les causes génératrices de l'affection (miasmes paludiques, chaleurs excessives, etc.) étant profondément débilitantes, les effets et les différentes manifestations maladives de celle-ci ayant la même nature, les résultats seront nécessairement identiques et dissolutifs; l'innervation sera essentiellement affaiblie surtout dans la vie végétative, ainsi que la calorification; la composition chimique du sang sera profondément altérée, la fibrine diminuée, la sérosité augmentée, etc.; de là œdème localisé dans une partie du corps, ou bien généralisé dans tout le corps, de là des hydropisies péritonéales, et quelquefois pleurales, etc., de là aussi des altérations dans les fonctions physiologiques des organes cardinaux de notre organisme, aménées par l'absence du consensus harmonique établi entre nos forces vitales et nos forces organiques, et enfin, à la longue, des altérations anatomiques dans la texture de ces mêmes organes et principalement dans la rate, le foie, l'estomac, les intestins et quelquefois dans le cœur et les centres nerveux.

Que les fièvres continues, rémittentes et intermittentes accompagnent ou non la cachexie, celle-ci est toujours un état dangereux.

Je rangerai dans deux catégories distinctes les cas qu'on observe dans la pratique: les uns, plus

légers, peuvent guérir, toutes choses égales d'ailleurs; les autres, beaucoup plus graves, sont promptement mortels.

Dans les premiers, les forces radicales de notre
économie s'affaiblissent, la réaction contre la maladie est impuissante, la synergie vitale et organique est rompue, la cachexie arrive, et il y a forte
diminution dans l'action nerveuse; le sang devient
aqueux, une hypersécrétion de la muqueuse gas-
tro-intestinale se manifeste, des hydroémies et des
hydropisies se développent, le cœur bat beaucoup
plus vite, on y observe des palpitations nerveuses
et du souffle, la rate et le foie s'hypertrophient, etc.
C'est là ce qu'on peut appeler la première période de la cachexie idiopathique ou paludique.

Contre cet état morbide trois indications cura-
tives se présentent principalement, ce sont les
suivantes : la première, c'est d'enlever au sang sa
partie séreuse, sans toucher à ses parties répara-
trices; l'emploi répété du sulfate de soude, de la
crème de tartre, et, chez les personnes délicates,
du citrate de magnésie, de la magnésie calcinée,
et en général des purgatifs salins, nous a servi
principalement à remplir cette première indication. La seconde indication, qui suit de près la première, est de rendre à l'économie ses forces radicales et la puissance vitale; le quinquina, le fer et
leurs préparations nous ont fourni les moyens de
répondre à cette seconde indication. La troisième,
qui découle des deux premières, est de conserver à
l'organisation ainsi reconstituée son état normal;

le fer, une nourriture saine et fortifiante, des boissons légèrement stimulantes, les voyages, la campagne et les moyens hygiéniques ordinaires, nous ont mis à même de remplir cette troisième indication.

Dans les cas du second ordre, c'est-à-dire quand la cachexie a porté une profonde atteinte aux forces radicales, les lésions physiologiques et anatomiques sont graves, les organes ci-dessus mentionnés sont altérés dans leur consistance, leur volume, leur texture, l'action de l'innervation et la réaction vitale sont complétement anéantis; les malades s'étiolent, le facies devient hippocratique, et la thérapeutique la plus énergique demeure impuissante.

§ X.

ANATOMIE PATHOLOGIQUE.

Tous les observateurs, depuis Hippocrate jusqu'à ceux de nos jours, s'accordent à considérer l'hypertrophie de la rate comme la lésion viscérale la plus commune qui accompagne les fièvres périodiques idiopathiques; mais cette hypertrophie est loin d'être égale dans son volume, dans sa consistance, dans sa texture, et uniforme dans sa nature chez les différentes personnes atteintes de l'affection à divers degrés. — La rate néanmoins est hypertrophiée, c'est un fait incontestable et incontesté.

Lorsque les fièvres sont aiguës et ne durent pas longtemps, il y a une simple hyperémie splénique, c'est-à-dire turgescence vasculaire évidente de cet organe ; lorsque l'hyperémie se répète plusieurs fois parce que la fièvre persiste depuis longtemps, ou bien quand les fièvres sont à l'état chronique ou diathésique, ou bien encore quand elles n'ont pas été combattues méthodiquement, l'hyperémie passe à l'état d'hypertrophie, parce que la rate se durcit et prend une consistance anormale, cet organe est anatomiquement altéré dans son volume et sa constitution ; quand enfin la cachexie se développe, il peut non-seulement augmenter en volume et en dureté, mais aussi présenter des altérations dans sa texture, et quelquefois devenir squirrheux et ulcéreux. Pour compléter l'étude de cette partie de l'anatomie pathologique, je ne saurais mieux faire que de renvoyer le lecteur aux travaux des médecins contemporains, et surtout à ceux de M. le professeur Piorry, qui a appliqué à l'étude des différents développements de la rate une précision presque mathématique.

Ce que nous venons de dire de la rate nous pouvons le dire aussi du foie, mais d'une manière secondaire, c'est-à-dire que dans le cours des fièvres idiopathiques on observe en première ligne les hypertrophies de la rate, et en seconde ligne celles du foie, qui peuvent être tantôt des congestions formées par l'afflux du sang veineux, tantôt des endurcissements avec augmentation de volume, et aussi quelquefois des dégénérescences graisseuses et squirrheuses.

Dans le peu d'autopsies cadavériques que j'ai eu occasion de faire sur des individus morts de fièvres pernicieuses ou de cachexies idiopathiques, ce qui m'a principalement frappé, c'est l'état des muqueuses de l'estomac et de l'intestin grêle, principalement du duodénum. Ces membranes, que j'ai examinées avec grand soin, étaient blanches, pâles, nacrées, lorsqu'on enlevait avec le manche du scapel les mucosités adjacentes; des mucosités jaunâtres et abondantes les humectaient continuellement; si on soumettait ces muqueuses à un lavage répété par l'eau froide, elles prenaient un aspect blanc, lisse, pâle, lubréfié; leur consistance était mollasse, friable entre les doigts, tandis que celles du gros intestin n'offraient rien de semblable.

J'ai presque toujours rencontré la rate avec un volume deux fois plus considérable qu'à l'état normal, gorgée de sang rouge, ramollie et présentant cette couleur lie-de-vin que quelques auteurs lui assignent; tandis que le foie avait ses veines remplies de sang noir très-abondant.

La rate étant un organe essentiellement vasculaire où le sang rouge peut affluer et séjourner en grande quantité pour les besoins de la digestion, se trouve physiologiquement unie à l'estomac et au foie; ses fonctions sont similaires, et je crois dès lors que, toutes les fois que l'un des trois est modifié d'une façon morbide notable dans sa fonction, il influe morbidement à son tour sur celle des deux autres.

Tous les auteurs considèrent comme primitive l'altération de la rate dans les fièvres idiopathiques, tandis qu'une étude minutieuse et attentive m'a fait connaître que le premier organe qui souffre, et dont les fonctions s'altèrent, est à coup sûr l'estomac, avant qu'on aperçoive aucun signe semblable dans la rate. Les sucs gastriques étant hypersécrétés, par suite probable d'une action nerveuse sur l'estomac, et les digestions ne se faisant pas normalement, il arrive que le sang artériel, au lieu de suivre son cours régulier, reste stationnaire dans son *diverticulum,* c'est-à-dire la rate, de là hyperémie d'abord, congestions fortes ensuite, hypertrophies, etc., dans ce dernier organe, c'est-à-dire secondairement. Et ce qui prouve l'exactitude de notre manière de voir, c'est que l'anorexie, la douleur, ou l'oppression de l'estomac sont les premiers phénomènes qu'on observe non-seulement pendant le cours des fièvres, mais encore dans les caractères précurseurs de l'affection, avant l'apparition d'aucune maladie. Il se passe ici ce qui arrive chez les personnes qui reçoivent inopinément une mauvaise nouvelle, ou qui sont sous l'influence d'une affection profonde de l'âme, comme les grands chagrins ou la tristesse, l'amour, etc. Une autre preuve se trouve dans la fréquence relativement trop grande des divers états gastriques qui coïncident avec les fièvres idiopathiques.

J'ai remarqué aussi une prédominance du sang veineux dans le cerveau et le cervelet.

§ XI.

DES ANTAGONISMES.

On comprend en médecine, sous le nom d'antagonisme, la faculté qu'ont certaines maladies de se repousser mutuellement en résistant les unes aux autres, ou en se modifiant réciproquement; ou bien, d'après M. Boudin, de confiner à l'organisme une immunité plus ou moins prononcée contre un ordre donné de manifestations pathologiques.

Certains auteurs, M. Boudin en tête, ont prétendu que la tuberculisation pulmonaire est extrêmement rare et même ne s'observe pas dans les pays marécageux, et partout où règnent endémiquement les fièvres intermittentes. Contrairement à cette assertion, d'autres médecins, parmi lesquels nous citerons MM. Lévy et Forget, ont soutenu que la phthisie pulmonaire est aussi fréquente dans les pays à fièvres intermittentes que dans les autres. La première de ces deux opinions me semble très-exclusive, et pour ne parler que de la Grèce et de l'Orient, les faits cliniques viennent à l'appui de la seconde opinion, puisque l'analo-

gie des fiévreux et des tuberculeux est, dans ces
pays, comme 8 est à 2, c'est-à-dire sur 100 malades de ces deux maladies, les 80 seront fiévreux
et les 20 tuberculeux.

Comme la tuberculisation est très-fréquente
en Grèce où les fièvres périodiques idiopathiques sévissent et où il existe des marais, nous
avons de bonne heure cherché à utiliser cliniquement l'antagonisme entre ces deux affections, prôné par les auteurs que nous avons cités
les premiers, et malgré tous nos efforts, nous devons avouer qu'au point de vue pratique, nous
n'avons pu en retirer aucun avantage. Ainsi
nous avons vu des malades d'abord fiévreux devenir ensuite tuberculeux, et mourir quelque
temps après ainsi que ceux que nous avions
envoyés près des marais pour en respirer l'atmo-
sphère; nous avons observé que des tuberculeux
affectés chroniquement et le plus souvent hérédi-
tairement ont vécu, chez eux, de longues années
comme ceux que nous avions étudiés, soit au nord,
soit au midi de la France; et nous n'avons pas
remarqué une grande différence dans la marche
de cette affection commune aux deux pays. S'il y
a antagonisme, c'est que les maladies périodiques
idiopathiques ne coexistent pas généralement
avec la tuberculisation, et dans ce sens nous
admettons l'antagonisme; au reste, c'est ce que
confirme l'observation des faits; mais de là conclure à une immunité antituberculeuse pour les
pays à fièvres idiopathiques, c'est une erreur

dont chaque médecin peut s'assurer de son côté.

Le même antagonisme s'observe entre l'affection périodique, idiopathique, et l'affection inflammatoire franche, active [1]. Si on analyse les faits que nous avons rapportés plus haut, on verra que l'élément inflammatoire franc, actif, ne coexiste pas avec l'élément périodique idiopathique, que ces deux maladies ne se développent pas simultanément chez le même individu dans le même temps. Ceci est tellement vrai qu'on le comprend aisément au point de vue théorique ; car dans l'une l'activité organique et vitale prédomine, la force plastique du sang est prépondérante, et il est impossible d'admettre qu'elle soit associée à l'autre dont la nature est profondément débilitante, et dans laquelle il existe une tendance très-prononcée du sang à sa dissolution, d'où l'atonie, l'adynamie, les congestions passives, etc. Dans la première, la vie se montre pleine de force et d'activité,

1. Je dois m'expliquer ici sommairement sur ce que j'entends par l'inflammation franche, active ; car, si on applique la même dénomination à une foule d'affections qui en diffèrent essentiellement, on risque, en bonne pathologie, de tout confondre et de ne jamais s'entendre. Je considère l'inflammation comme un grand état morbide, complexe, caractérisé par l'ensemble et la réunion des trois éléments suivants : 1° la fluxion sanguine ; 2° l'altération de l'innervation ; 3° le procédé chimico-vital, qui tend à créer et crée en effet des produits plastiques nouveaux. Pour qu'il y ait inflammation, il faut que ces trois éléments morbides soient réunis ; s'il n'en existe qu'un ou deux, il n'y a pas d'inflammation, il y a de simples fluxions et des congestions.

de puissance et de résistance, elle a besoin de réagir énergiquement contre le principe morbifique; dans la seconde, la vie se présente presque éteinte, il faut la soutenir, l'aider, favoriser enfin sa réaction contre le même principe.

Examinons maintenant la même question au point de vue pratique, et prenons pour exemple la forme pneumonique de la fièvre pernicieuse selon les auteurs; dans ces cas, qu'est-ce qui tue les malades? est-ce la *pneumonie,* si l'on veut, *intercurrente?* Nous savons qu'aucune pneumonie ne peut tuer en peu d'heures le malade qui en est affecté, et encore moins, s'il n'y a chez lui qu'un afflux considérable de sang dans les poumons, c'est-à-dire une congestion ou une fluxion sanguine, tandis que nous sommes certain qu'un second ou un troisième accès d'une fièvre pernicieuse simple, exempte de toute complication, peut amener la mort du sujet; ce qui tue donc dans la fièvre *pernicieuse pneumonique,* ce ne sont pas les complications pulmonaires, mais la fièvre elle-même.

Voyons d'un autre côté ce qui se passe dans les fièvres rémittentes, compliquées de pneumonies selon les auteurs, de congestions selon moi. Si l'on emploie un traitement antiphlogistique énergique, ce que nous avouons avoir fait au commencement de notre carrière, on peut perdre le malade, ou tout au moins lui infliger une longue convalescence qui équivaut à une seconde maladie; si au contraire on administre de bonne heure le sulfate de quinine à petites doses, c'est-à-dire comme tonique et non comme stupéfiant, on obtient une prompte guérison et une convalescence régulière.

Pour me résumer, je dirai qu'il existe un antagonisme évident entre l'affection inflammatoire, ou, si l'on aime mieux, entre les maladies inflammatoires franches, actives, et l'affection périodique idiopathique, ou, si l'on préfère, les fièvres intermittentes, rémittentes continues et pernicieuses.

En constatant ce fait d'antagonisme étudié au lit du malade, je n'ai point la prétention de soutenir que les affections inflammatoires franches ne s'observent *jamais* en Grèce, j'affirme seulement qu'elles ne coexistent généralement pas avec les fièvres périodiques idiopathiques, et qu'elles sont, toutes choses égales d'ailleurs, moins communes en Grèce qu'en France.

Pour ce qui regarde l'antagonisme entre la fièvre typhoïde et l'affection périodique idiopathique, nous dirons que nos observations ne s'accordent point de manière à nous faire admettre l'existence de cet antagonisme. D'abord nous convenons que les fièvres typhoïdes ne sont, d'une manière générale, ni aussi communes ni aussi fréquentes, ni d'une durée aussi longue en Grèce qu'en France; mais elles existent aussi avec tous les caractères que nous leur avons reconnus dans ce dernier pays. Nous avons parfaitement observé des fièvres typhoïdes coexistant avec des périodiques, nous les avons vues leur succéder ou les précéder, et même les modifier en les aggravant mortellement, ce qui exclurait toute idée d'antagonisme.

Il n'y a aucun doute que le fond morbide des deux affections dont nous venons de parler a une grande ressemblance, mais il n'en est pas moins vrai aussi que leurs expressions maladives sont tout à fait dissemblables. Si, au point de vue théorique, on peut admettre la coexistence de ces deux affections, la pratique vient la démontrer péremptoirement, et les autopsies cadavériques achèvent cette démonstration en nous révélant toutes les altérations qu'on rencontre dans les dothinentérites.

De ce que les fièvres typhoïdes sont plus rares et peut-être moins graves dans les pays à fièvres idiopathiques, conclure à un antagonisme entre elles et les typhoïdes, cela ne nous paraît ni rationnel ni conforme aux faits que l'observation journalière nous revèle.

Pour résumer notre manière de voir à ce sujet, nous dirons que nous ne reconnaissons pas un antagonisme réel entre ces deux états morbides, et que leur réunion chez le même individu, au lieu d'être salutaire en produisant une heureuse modification de l'une par l'autre, devient au contraire promptement mortelle.

Existe-t-il un antagonisme entre l'affection périodique idiopathique et la diathèse rhumatismale?

Nous avons déjà fait observer que l'affection idiopathique modifie sensiblement la marche et les symptômes des affections rhumatismales qui éprouvent alors un abâtardissement, une dégénérescence pathologique toute particulière et guérissent par la quinine et le fer. Ce qui est très-remarquable dans ces cas, c'est que les coïncidences péricardiques, endocardiques ou endopéricardiques ne s'observent que très-rarement pour ne pas dire jamais. Évidemment, s'il n'y a pas antagonisme absolu, il existe quelque chose qui se rapproche d'un antagonisme relatif, car ces dernières affections subissent une heureuse modification et deviennent moins graves quand elles coexistent avec les affections périodiques idiopathiques, tandis qu'au contraire, lorsque les affections rhumatismales sont simples, elles ont un caractère d'acuité bien plus prononcé, des symptômes et une marche différents et plus uniformes, et reclament un traitement spécial autre que celui de la quinine et des préparations de quinquina, qui n'ont alors aucune influence salutaire, et encore moins curative, généralement parlant.

Lorsque nous avons observé des malades affectés de rhumatismes chroniques, ils nous ont paru très-heureusement influencés par les fièvres périodiques idiopathiques et par leur séjour dans les pays marécageux; et ce qui est digne de remarque pour ces cas, c'est que le miasme paludique n'a point une action aussi active et aussi énergique chez les sujets affectés chroniquement de rhumatisme, qui sont alors tardivement affectés de fièvres idiopathiques, et lorsque celles-ci se développent, elles n'affectent les patients ni aussi profondément ni aussi gravement que les sujets exempts de cette affection chronique.

DEUXIÈME PARTIE

CONSIDÉRATIONS

THÉRAPEUTIQUES

§ I.

CONSIDÉRATIONS PHYSIOLOGIQUES ET PATHOLOGIQUES.

De l'action du sulfate de quinine sur l'homme sain.

Le sulfate de quinine a une action très-différente, selon la dose à laquelle il est administré; étudions préalablement son action sur l'homme sain, pour l'étudier ensuite sur l'homme malade.

Lorsque le sulfate de quinine est administré sur l'homme sain, à la dose de deux à six grammes, il produit sur le système nerveux une forte sédation qui se propage dans le cerveau et dans le cœur, en imprimant au premier une stupéfaction profonde, et au second un ralentissement de la circulation. Nous avons pris nous-même, à plusieurs reprises, deux grammes de sulfate de quinine dissous dans l'eau acidulée, à l'état de bisulfate, en une fois, et voilà ce que nous avons ressenti : Une heure après l'ingestion du médicament, pris à jeun, nous avons éprouvé une angoisse épigastrique avec une oppression du cœur, en même temps des bourdonnements d'oreilles qui devenaient de plus en plus intenses, et finissaient par nous faire entendre des bruits de cloches et une sensation très-lourde à la région frontale sus-orbitaire, accompagnée d'une somnolence qui s'est terminée par un sommeil d'une durée de presque trois heures, comme si nous avions pris de l'opium. Après le réveil, les bourdonnements persistaient; ainsi que la stupeur, notre pouls était faible, lent, à 50 pulsations par minute; nos forces étaient aussi affaiblies, l'appétit nul, les urines abondantes et contenant de la quinine. L'action immédiate du médicament pris à cette dose a été très-hyposthénisante; nous avons eu une surdité qui a duré presque trente heures; mais deux jours après nous avons repris nos forces, et nous avons cru ressentir une action éloignée tonique. Au bout de quelques jours nous avons avalé, à jeun, 80 centigrammes du même sel, dissous dans l'eau acidulée, en deux fois et à deux heures d'intervalle. Une heure après la prise entière du médicament, nous avons bien éprouvé quelques bourdonnements dans les oreilles, mais sans sommeil, et sans aucun effet stupéfiant, ni bruits de cloches. L'appétit n'a pas été considérablement troublé, et vers le soir tous ces symptômes avaient disparu complétement, pour faire place à notre bien-être habituel. Notre pouls est maintenu à son état normal.

Dans toutes nos expériences nous avons ressenti des douleurs sourdes, gravatives, assez intenses dans les régions recto-vésicales, ou une grande pesanteur dans les mêmes régions, sous l'influence de faibles doses. J'ai répété assez souvent les mêmes expériences qui m'ont constamment donné les mêmes résultats.

Le sulfate de quinine que j'employai provenait de la fabrique de Thibaumery et Dubosc de Paris, successeurs de Pelletier.

Aucun médicament ne possède, je crois, à un si haut degré d'intensité, deux vertus opposées l'une à l'autre; et en effet, administré de deux à quatre grammes, son action immédiate est stupéfiante; de 50 centigrammes à un gramme, son action est tonique.

De l'action du sulfate de quinine sur l'homme malade.

Je viens de démontrer que le sulfate de quinine possède une double action sur l'homme sain, d'après la dose à laquelle il est administré; s'il est employé aux mêmes doses chez les malades, cette double action est beaucoup plus prononcée que chez les personnes dont toutes les fonctions sont en harmonie entre elles; chez les premières, les fonctions digestives étant à l'état d'inertie, et l'estomac à l'état de vacuité, son action absorbante, sous forme liquide, est prompte et rapide, parce qu'il imprime aux organes digestifs une stimulation qui la favorise, et l'absorption s'opère en moins d'une heure, au bout de laquelle on peut constater des phénomènes non équivoques de son assimilation par l'organisme, c'est-à-dire ses effets.

Tâchons maintenant, en nous fondant sur nos expériences physiologiques et nos observations pathologiques, d'en tirer quelques conséquences thérapeutiques; mais d'abord cherchons à résoudre les questions suivantes.

Première question. La quantité du sulfate de quinine employée est-elle en entier absorbée et assimilée par notre organisme? ou bien celui-ci n'absorbe-t-il que la quantité qui lui est nécessaire, en rejetant le superflu par les différents émonctoires?

Seconde question. Quelle est son action sur l'homme malade, et comment agit-il contre les maladies dont nous parlons?

Pour résoudre la première question, nous devons remarquer que toutes les fois que nous avons pris du sulfate de quinine pour l'expérimenter sur nous-même, nos urines étaient claires et très-abondantes, et renfermaient de la quinine, parce que recueillies une heure après l'ingestion du médicament, et reposées pendant quelques heures, elles présentaient, à la surface du vase qui les contenait, de petits corps brillants, ressemblant à du sable fin, et qui, traités séparément par l'iodure ioduré de potasse, formaient un

produit jaune orangé, lequel cristallisait facilement à la simple évaporation, et n'était autre
chose qu'un iodure de quinine; le même précipité avait lieu au fond du vase, si on traitait en
masse les urines recueillies, comme nous venons
de le dire, par l'iodure ioduré de potasse; ces résultats, nous les avons maintes fois constatés chez
nos malades, qu'ils eussent pris ce sel à grandes
ou à petites doses, et nous les avons toujours
trouvés les mêmes. Le précipité formé par le
réactif que nous venons d'indiquer était plus
abondant quand la dose du sel était grande, et à
peine sensible quand elle était petite.

De nos expériences et de nos observations il
résulte invariablement, qu'à quelque dose que
nous ayons administré le sulfate de quinine, soit
sur l'homme sain, soit sur l'homme malade, les
effets ont été toujours les mêmes, et la présence
de ce sel dans les urines constante.

D'où nous concluons que notre organisme a
une faculté éclective en vertu de laquelle il ab-
sorbe et s'assimile la quantité du médicament qui
lui est nécessaire, et rejette le superflu, et que
nous ne connaissons point d'une manière générale la capacité absorbante qu'a notre organisme
pour s'assimiler une quantité donnée de ce médicament. J'ai observé des cas, du reste excessivement rares, où une simple dose d'un gramme a
produit les symptômes d'un véritable empoison-
nement quininique, et d'autres où de fortes
doses ont été complétement expulsées par les

urines et les sueurs, sans produire aucun effet stupéfiant.

Pour résoudre la seconde question que nous avons posée, il nous est préalablement nécessaire d'entrer dans quelques développements indispensables sur la nature de l'affection idiopathique et sur son mode d'action relativement à notre économie; la solution des problèmes suivants entraînera celle de notre seconde question.

Quelle est la nature de l'affection périodique idiopathique? Comment agit-elle sur notre économie? Comment doit-on la combattre?

Nous avons déjà dit, et nous ne saurions trop le répéter, que la nature de l'affection et de toutes ses manifestations maladives qui nous occupent, est profondément débilitante, déprimante; les causes, et principalement le miasme palustre, agissent en attaquant le principe même de la vie ou les forces radicales, pour conserver l'expression de Barthez, en les épuisant, et conséquemment en privant l'organisme de sa résistance vitale, c'est-à-dire de la force qui lui est nécessaire pour réagir contre le principe morbifique, contre la maladie elle-même. Si toutefois on peut observer pendant les accès une surexcitation vive et passagère dans une ou plusieurs fonctions, cela n'empêche pas la nature déprimante du fond morbide, car, comme je le remarquerai avec MM. Trousseau et Pidoux, « l'exaltation vitale « morbide la plus grande n'est toujours que l'irri- « tation, c'est-à-dire la surexcitation ou l'excès

« d'action chez un être atteint de faiblesse dans
« son fond, ou à la source de ses forces. Rien de
« plus commun que ce contraste apparent. Il est
« dans l'essence même de la maladie. » (*Thér. et
Mat. médicale*, t. II.)

Si tout ce que nous venons de dire est bien
compris, l'action de l'affection périodique idiopathique sur notre organisation sera très-évidente ;
elle sera profondément déprimante, c'est-à-dire
qu'elle en affaiblira considérablement les forces
radicales, qu'elle rompra le *consensus harmonique,*
et par conséquent diminuera directement la
résistance vitale contre la puissance morbifique,
qu'elle aura une tendance à liquéfier le sang, en
le privant de ses éléments vitaux et organisables,
et à la longue, finira par en amener la décomposition.

Pour combattre une affection si redoutable et
toutes ses manifestations maladives, dont nous
avons parlé dans notre première partie, il est évident que nous ne devons pas chercher un remède
donné dont nous ignorons complétement l'action,
mais bien une série de moyens propres à remplir
les indications thérapeutiques que ces maladies
nous offrent ; or, les indications que ces maladies
présentent sont : 1° de rendre à l'organisme sa
résistance vitale ; mais. pour y parvenir, il faudra
nécessairement restituer à celui-ci sa puissance,
c'est-à-dire tonifier directement et avant tout ses
forces radicales. Le quinquina est le remède qui
remplit ces conditions : le sulfate de quinine, à

7

doses modérées, est donc l'agent qui nous servira pour satisfaire à cette première indication. 2° De maintenir les forces de la vie, ainsi tonifiées, à l'état sain, de les conserver intactes et de les augmenter, s'il est possible, pour qu'elles puissent s'opposer à l'action des causes externes qui agissent sans cesse sur nous ; or, le fer et une nourriture analeptique et réparatrice répondront à cette seconde indication.

On le voit clairement, l'action du sulfate de quinine dans les affections qui nous occupent consiste à remplir la première indication que ces maladies manifestent, c'est-à-dire à relever directement et immédiatement les forces radicales perverties et annihilées, et c'est évidemment par une action essentiellement tonique et nullement stupéfiante qu'il opère, ce qui lui a valu la dénomination de *tonique névrosthénique* en bonne thérapeutique.

Cette action du sulfate de quinine est presque sûre et infaillible, quand on l'administre méthodiquement, dans les affections récentes et peu profondes. Du reste, ce que nous venons de dire sera plus explicitement démontré, à mesure que nous avancerons dans le traitement des affections dont nous nous occupons.

Voilà ce que j'avais à dire sur l'action générale du sulfate de quinine ; quant à son action spéciale dans les cas particuliers, je l'étudierai brièvement au paragraphe suivant.

§ II.

TRAITEMENT, PAR LE SULFATE DE QUININE, DES
FIÈVRES INTERMITTENTES, RÉMITTENTES, CON-
TINUES ET PERNICIEUSES IDIOPATHIQUES,

Le sulfate de quinine a une action thérapeutique incontestable sur les maladies que nous
venons d'énumérer en tête de ce paragraphe;
c'est-à-dire, pour parler le langage de M. le docteur Pidoux [1], « quand l'affection est peu profonde,
« qu'elle n'a pas encore pris possession de l'orga-
« nisme, qu'elle ne s'est pas suffisamment assimilé
« les forces saines, elle a la plus grande tendance
« à revêtir le type intermittent; » j'ajouterai même
le type rémittent, et ceux-ci ne sont autre chose
« qu'une alternative plus ou moins régulière de
« moments sains et de moments troublés, signe
« évident que la maladie, quelque dangereuse
« qu'elle puisse être dans un de ces moments, n'a
« pas encore vicié totalement l'organisation. Alors
« le quinquina administré dans l'intervalle des
« accès, accroissant la résistance vitale ou les
« forces saines, prolonge les moments sains, et

1. *Les vrais principes de la mat. médicale et de la thérap.*,
1853, Paris, p. 39.

« peut mettre l'organisme en mesure d'user le
« principe du mal, de le dominer et de le laisser
« éteindre, s'il n'est pas d'une nature trop vivace,
« trop constitutionnelle et trop intime. »

J'établirai dès à présent que, contre les fièvres
intermittentes signalées par moi comme aiguës, et
le plus souvent contre les mêmes compliquées,
ainsi que contre les fièvres rémittentes de la même
nature, l'emploi méthodique de ce remède a
emporté, avec la forme et quelques légères complications, le fond même de la maladie, et a été
presque toujours suivi d'heureux résultats. Celui
que je faisais habituellement était le suivant :
Quand les fièvres intermittentes ou rémittentes
étaient simples, exemptes de toute complication,
je prescrivais, dans la première apyrexie ou rémission, selon l'âge et la constitution des sujets, de
40 à 80 centigrammes de sulfate de quinine,
dissous dans un julep acidulé, et dans l'impossibilité de le faire prendre sous cette forme, je
l'administrais en pilules de deux grains chacune,
en le continuant pendant les trois ou quatre premiers jours, aux heures d'apyrexie ou de rémission. J'en suspendais ensuite l'usage deux ou trois
jours, et je le reprenais en diminuant la dose de
moitié, pendant les quatre à six derniers jours,
et tous les deux jours. Cette méthode m'a toujours
donné d'excellents résultats. Lorsque ces mêmes
fièvres étaient compliquées, je commençais d'abord
à combattre les complications, sans y insister
pourtant d'une manière continue et énergique,

et dans les cas où la fièvre prédominait, malgré les complications, je ne m'occupais que de la première, sauf à attaquer ensuite les dernières si elles persistaient.

Les fièvres continues que j'ai eu à traiter cédaient quelquefois au sulfate de quinine, à la dose de 60 centigrammes à 1 gramme 50 centigrammes, administré intérieurement et au commencement de la maladie, avec la même méthode indiquée pour les intermittentes et rémittentes, tandis que si j'eusse employé une forte dose, comme 2 à 4 grammes, elles seraient devenues très-graves et promptement mortelles, ou bien auraient dégénéré en typhoïdes dont l'issue eût été la même.

Contre les fièvres pernicieuses l'action du sulfate de quinine est vraiment miraculeuse, et ce qui importe dans son usage, pour obtenir des effets certains, immédiats, c'est de l'employer avec hardiesse et promptitude, sans trop tenir compte de l'apyrexie. Une fois que l'accès a été reconnu pernicieux, il faut le combattre hardiment par le sulfate de quinine, autrement on court le danger de voir périr le malade. Les auteurs se sont occupés beaucoup de la dose à laquelle il faut administrer ce remède ; la grande généralité des médecins croit en effet qu'on maîtrise l'accès pernicieux par de grandes doses de sulfate de quinine ; une expérience suivie et appuyée sur de nombreux faits constatés scrupuleusement peut me permettre d'établir précisément le contraire.

Toutes les fois que nous avons eu à combattre des fièvres pernicieuses, nous avons d'abord cherché par tous les moyens à nous assurer que l'accès était vraiment pernicieux; ce point une fois reconnu et bien établi, nous avons voulu savoir exactement si c'était le premier accès; lorsque les choses se passaient ainsi, nous étions sur nos gardes, et nous ne nous pressions point d'administrer le sulfate de quinine, préférant attendre l'apyrexie; nous commencions par combattre les complications qui l'accompagnaient, et dans l'apyrexie nous donnions le sulfate de quinine d'un gramme jusqu'à un demi-gros intérieurement ou de 1 à 3 grammes par lavements et par les frictions endermiques; nous changions de procédé lorsque nous observions que la fièvre se prolongeait trop, car les sub-intrantes sont beaucoup plus fréquemment qu'on ne le pense pernicieuses; alors nous nous hâtions d'administrer le sulfate pendant l'accès, mais à la même dose; quand enfin nous nous trouvions en face d'un malade sur l'état duquel nous ne pouvions avoir aucun renseignement exact, ni savoir si c'était le premier ou le deuxième accès, toutes les fois, en un mot, qu'il y avait doute, nous n'hésitions point à ordonner immédiatement le sulfate de quinine. Il est excessivement rare d'observer une pernicieuse qui tue le malade au premier accès; quant à nous, nous ne l'avons jamais rencontrée, nous avons vu, il est vrai, des seconds et des troisièmes accès suivis de mort.

Au commencement de notre carrière médicale,
suivant l'exemple de la pratique des vieux médecins, nous faisions usage de ce remède aux doses
de 1 à 3 grammes et même au-dessus intérieurement, en deux ou trois fois, contre les accès pernicieux; il nous semblait, en effet, conforme à la
logique, l'accès pernicieux étant la manifestation
la plus grave de l'affection périodique idiopathique, que la dose du médicament fût le plus
forte possible; cependant, lorsque nous nous
sommes mis à analyser les urines, et que nous y
avons trouvé ce sel en grande abondance; lorsque
nous avons observé cette profonde stupeur et ce
ralentissement du pouls qui quelquefois nous ont
fait craindre pour les jours de nos malades; lorsqu'enfin nous avons voulu nous rendre compte de
l'action du remède, en évitant de l'employer em-
piriquement, nous nous sommes alors persuadé
que la méthode de nos prédécesseurs était essentiellement défectueuse, et nous n'avons eu qu'à
nous louer des résultats que nous obtînmes par
la nôtre. Nous avons toujours employé le sulfate
de quinine chez les adultes, à la dose d'un
gramme dissous dans l'eau acidulée, à l'état de
bisulfate sous forme liquide, ou jusqu'à celle d'un
demi-gros en pilules, jamais au-dessus et nous le
faisions prendre épicratiquement à deux ou trois
heures d'intervalle au moins. Lorsqu'il nous était
impossible de le donner par la bouche, nous le
faisions administrer par lavements d'un gramme
tout au plus, et nous ne dépassions jamais les trois

dans les vingt-quatre heures; la même dose nous servait pour les frictions, quand elles étaient indiquées. Grâce à cette méthode nous ne craignons pas d'affirmer que nous n'avons perdu aucun de nos malades, que nous n'avons jamais eu à nous occuper de symptômes encéphaliques, et qu'enfin, même aux doses sus-indiquées, nous avons toujours retrouvé dans les urines des traces de ce sel. Chez les enfants la dose n'atteignait jamais 60 centigrammes.

Nous terminerons ce que nous avons à dire sur le traitement des accès pernicieux, en affirmant que vingt à trente grains de sulfate de quinine, de bonne qualité, suffisent pour enrayer complétement l'accès pernicieux, sauf à le continuer d'après notre méthode, à la même dose, pendant les trois premiers jours qui suivent l'accès, et à la moitié pour les derniers, comme nous faisions pour les intermittentes et rémittentes.

Nous avons, peut-être, insisté longuement sur les doses modérées du sulfate de quinine dans les affections qui nous occupent, parce que nous sommes convaincu que les grandes doses sont très-nuisibles; et, en effet, que de revers n'avons-nous pas vus suivre son emploi à hautes doses, ou sa longue continuation! que de fois n'avons-nous pas soigné des malades affectés de ces maladies et réfractaires à cette héroïque médication, parce qu'on en avait abusé! Combien n'avons-nous pas constaté d'erreurs et de méprises commises par des praticiens, habiles d'ailleurs, qui en faisaient

un usage intempestif ou longuement continué,
contre des abcès profonds du foie, parfaitement
caractérisés, ou dans d'autres maladies de tout
autre nature!!!

Impressionné par les faits de ce genre, nous
ne saurions mieux finir ce chapitre qu'en recom-
mandant à l'attention du lecteur le passage suivant, emprunté à la thérapeutique de MM. Trousseau et Pidoux, que nous réproduisons, en
l'appliquant à l'affection tout entière.

« Lorsque l'action du miasme paludéen a été
« longue, intense, qu'elle a eu le temps de modi-
« fier profondément l'économie, le quinquina a
« pu détruire la fièvre, détuméfier la rate, arra-
« cher l'homme à une mort certaine et imminente,
« en éloignant pour toujours des accidents perni-
« cieux et sans lui inexorablement funestes; mais
« il ne lui est pas donné d'effacer l'impression
« le plus souvent ineffaçable que l'agent délétère
« des marais laisse sur l'économie animale. C'est
« dans ce cas que, même retiré du milieu des
« influences marématiques, l'organisme est tour-
« menté de mille manières par des maladies
« paludéennes dégénérées, rebelles à tout autre
« moyen que le quinquina, et trop souvent au
« quinquina lui-même. Celui-ci les modère
« d'abord, mais elles renaissent bientôt, et bien-
« tôt aussi il est impuissant contre elles. D'autres
« fois, de très-longs intervalles se sont écoulés
« depuis les dernières atteintes des fièvres des
« marais. On n'y pense plus; on s'en croit fon-

« cièrement délivré; mais que survienne une
« maladie aiguë quelconque, elle va affecter un
« type rémittent, et quelquefois l'accompagner
« d'accidents pernicieux.......... mais le malade
« ne peut plus désormais éprouver une maladie
« quelconque, ou subir une influence extérieure
« un peu vive, pour qu'on voie les symptômes de
« cette maladie ou les accidents propres à cette
« influence, se compliquer d'accidents qui at-
« testent une vieille affection se réveillant au
« moindre choc et de moins en moins susceptible
« d'être modifiée par le quinquina....................
« .... Ces affections finissent, en effet, par
« braver le sulfate de quinine, *et malheur alors au*
« *malade dont le médecin voudra se roidir contre cet in-*
« *surmontable obstacle!!!* Dans certaines constitutions
« nerveuses, toute l'énergie du médicament passe
« du côté du mal.......... les accidents deviennent
« continus, une excitation nerveuse générale et
« pyrétique s'élève, le sommeil s'enfuit, le tube
« digestif se révolte, et le malade, véritable *noli me*
« *tangere,* est rendu inaccessible à toute autre
« médication thérapeutique, tant est puissant celui
« dont on vient d'abuser! » (*Loco-citato,* t. II,
p. 434.)

§ III.

INEFFICACITÉ DU SULFATE DE QUININE
CONTRE LES FORMES CHRONIQUES ET DIATHÉSIQUES
DE L'AFFECTION PÉRIODIQUE
IDIOPATHIQUE, EFFICACITÉ DU FER.

Jusqu'à présent nous avons vu le sulfate de quinine agir en emportant, le plus souvent, avec la forme, le fond morbide. Nous l'avons vu réussir contre les maladies qui nous occupent, parce qu'il s'adressait à des affections récentes, peu profondes, aiguës en un mot, dans lesquelles l'organisme était impressionné d'une manière brusque, complexe, irrégulière, grave si l'on veut, mais bien moins grave relativement aux autres formes de l'affection et principalement aux formes diathésiques et cachectiques. Dans les premières on peut presque toujours guérir par la quinine; dans les secondes on guérit rarement. Là l'organisme a été légèrement impressionné; ici il est profondément pénétré, il est en entier et radicalement envahi, d'une manière différente, car l'invasion a lieu peu à peu dans un espace de temps plus considérable, d'une manière régulière, suivie, profonde.

Les maladies périodiques idiopathiques ont été

pendant longtemps abandonnées à elles-mêmes,
ou bien l'action des causes qui les engendraient a
sévi sur des organismes déjà affaiblis. Dans ces
maladies il y a rupture de l'accord intime entre
les forces et les fonctions; il y a, sinon impossibilité, du moins grande difficulté de les ramener
à leur rapport harmonique ; la phénoménisation
morbide, quel que soit l'aspect qu'elle puisse
prendre, est toujours grave, les indications thérapeutiques varient, se succèdent et se multiplient
à l'infini ; les agents enfin dont la matière médicale
dispose peuvent devenir complétement impuissants pour les combattre.

Comme nous nous sommes trouvé souvent en
face de malades affectés d'une manière chronique
et diathésique par ces fièvres qui présentaient
une grande ténacité, malgré l'emploi réitéré du
sulfate de quinine, nous avons de bonne heure
cherché à utiliser d'autres agents de la matière
médicale, et, après plusieurs essais, nous nous
sommes arrêté au fer et à ses préparations. Nous
devons cependant avouer que nos premières re-
cherches n'ont pas complétement répondu à notre
attente; mais bientôt nous nous sommes aperçu
que par l'usage presque exclusif du fer réduit par
l'hydrogène, et du sous-carbonate, en poudre ou
en pilules, nous n'obtenions qu'une absorption
très-lente, quelquefois laborieuse et fort difficile,
et conséquemment une action essentiellement
tardive. Dès lors nous les abandonnâmes pour
recourir à d'autres préparations martiales et prin-

cipalement à celles qui sont le plus solubles dans l'eau froide; nos seconds essais furent suivis d'excellents effets, que nous allons exposer ici d'une manière sommaire.

Nous administrions le fer réduit par l'hydrogène ou le sous-carbonate, en poudre ou en pilules, à la dose de 6 à 8 grains par jour, mais il produisait de la pesanteur dans la région épigastrique, de la constipation et les matières excrémentitielles les renfermaient, car elles étaient noires, par suite de la formation des sulfures et des tannates de fer qu'elles contenaient; les accès ne se modifiaient en aucune façon et les fièvres persistaient, ce qui nous a conduit à les abandonner pour recourir à d'autres préparations. Nous nous sommes alors adressé au citrate et au lactate; au moyen de ces agents prescrits à petite dose de 2 à 6 grains par jour, combinés ou non avec le sulfate de quinine, à 5 centigrammes par pilule, nous avons obtenu de meilleurs résultats, mais les effets incontestables et presque immédiats que nous avons constatés étaient dus au tartrate de fer soluble ou au sulfate de fer purifié, dissous dans l'eau froide.

Dans les formes chroniques et diathésiques de l'affection périodique idiopathique, nous commencions par administrer le sulfate de quinine d'après notre méthode, lorsque les malades n'en avaient point fait un grand usage, bientôt après nous prescrivions tous les jours de 4 à 6 grains de tartrate ou de sulfate de fer dissous dans un

litre d'eau froide, à prendre pendant les repas,
coupée avec du vin blanc; nous le continuions
pendant un à deux mois et même davantage, selon
les cas; par cette méthode nous parvenions à
faire cesser les accès et les engorgements des hypocondres qui les accompagnent. Rarement nous
avons été obligé de combattre séparément ces
engorgements, car le plus souvent, sous l'action
continuée de ces préparations, ils cédaient comme
par enchantement.

Depuis plus de six ans nous avons appliqué ce
traitement ferrugineux à des personnes placées
dans des conditions hygiéniques fort dissemblables, et nous avons également réussi chez les
riches comme chez les pauvres, chez les hommes
comme chez les femmes et les enfants, chez les
artisans comme chez les laboureurs, et pendant
cet espace de temps, nous avons eu des guérisons
constantes et sans aucune récidive. Nous avons
fait plus; nous administrions, après la guérison
des malades affectés par les formes aiguës, les
mêmes préparations ferrugineuses solubles à l'eau
froide, à la plupart de nos clients, et nous avons
reconnu que chez presque tous les fièvres avaient
disparu sans retour. Nos investigations nous ont
poussé à étudier les femmes chlorotiques sou-
mises au traitement ferrugineux, et nous avons
constaté que toutes les fois que les chlorotiques
le suivaient, elles n'avaient jamais de fièvres idiopathiques. Quand elles étaient attaquées de fièvre,
celle-ci n'avait rien d'idiopathique, car un exa-

men attentif du thorax nous faisait toujours découvrir la présence de tubercules dans les poumons et quelque temps après des hémoptysies graves ne tardaient pas à se déclarer et à démontrer : 1° la véritable nature de la maladie et de la fièvre; 2° l'action dangereuse de la médication ferrugineuse, lorsqu'il existe des tubercules dans les poumons.

En résumant nos études sur les ferrugineux employés dans les affections périodiques idiopathiques, nous observerons : 1° que les préparations martiales qui sont le moins solubles dans l'eau froide sont péniblement absorbées par l'organisme malade, et par conséquent très-lentement assimilées, qu'elles produisent presque constamment de la pesanteur à l'épigastre, et de la constipation; 2° que les préparations ferrugineuses qui sont le plus solubles à l'eau froide, sont plus facilement absorbées par notre organisme et rapidement assimilées; rarement elles produisent de la pesanteur à l'estomac et des constipations.

Voici maintenant l'ordre des préparations que nous avons expérimentées, classées d'après leurs degrés d'absorption :

1° Perchlorure de fer [1].
2° Sulfate de fer purifié.

---

1. C'est la préparation la plus soluble dans l'eau froide et la plus absorbable par l'économie; mais elle possède un goût désagréable à cause de son odeur nauséabonde et de sa saveur styptique, ce qui nous a empêché de l'employer fréquemment,

3° Tartrate de fer.
4° Tartrate ferricopotassique.
5° Citrate de fer.
6° Lactate de fer.
7° Sous-carbonate de fer.
8° Fer réduit par l'hydrogène.
9° Phosphate de fer.
10° Oxydes de fer.

3° Enfin la médication ferrugineuse relève les forces radicales de l'organisme, les maintient et les augmente, et préserve ainsi l'économie de l'attaque continuelle des causes extérieures.

Examinons maintenant comment le fer agit contre ces affections.

Je crois que ce remède agit en tonifiant principalement les membranes muqueuses de l'estomac et de l'intestin grêle, en leur rendant leur vitalité normale, qui fait défaut dans les affections qui nous occupent, qu'il modère leurs sécrétions surabondantes, et régularise leurs fonctions affaiblies, et finit par les empêcher de se modifier physiologiquement et de s'altérer anatomiquement; conséquences qui en résultent constamment quand les affections sont diathésiques et cachectiques.

Est-ce par une action excitante directe sur les muqueuses de l'estomac et de l'intestin grêle

quoiqu'elle nous ait rendu de véritables services dans des hémorrhagies passives graves, employée intérieurement. Elle est généralement employée extérieurement.

qu'il opère, ou bien par suite d'une absorption lente et graduelle effectuée au moyen des fluides nourriciers de l'économie et principalement du sang qu'il reconstitue en lui rendant les éléments vitaux et organisables dont il était privé?

Je suis très-disposé à me ranger à la seconde opinion, parce que, pour obtenir la guérison radicale des affections que nous étudions, il faut continuer, pendant un temps plus ou moins long, la médication par le fer, sans quoi on n'arrive à rien.

Les résultats auxquels nous étions parvenus après avoir employé les ferrugineux, à l'état liquide, pendant une série de six années consécutives, contre les affections périodiques idiopathiques, sont les suivants :

1° Dans les cas de fièvres intermittentes, rémittentes, continues, pernicieuses, et les maladies larvées, idiopathiques, après un traitement par le sulfate de quinine, dirigé selon la méthode que nous avons déjà indiquée, nous commencions à prescrire les ferrugineux à tous nos malades, et la plupart guérissaient au bout de vingt à trente jours, c'est-à-dire que chez eux les accès ne récidivaient pas. Chez d'autres nous avons dû continuer le fer pendant deux mois et quelquefois davantage, pour obtenir les mêmes effets curateurs, surtout lorsque les cas étaient diathésiques et cachectiques; toujours est-il que ce médicament nous a rendu d'excellents services.

2° Sous l'influence du même agent, continué

pendant quelque temps, nous avons vu des hypertrophies de la rate, du foie et des palpitations
nerveuses intenses du cœur, accompagnées de
souffle, guérir complétement, toutes les fois que
ces altérations étaient sous la dépendance des
mêmes causes qui engendraient les fièvres idiopathiques ou accompagnaient ces fièvres.

En consignant ici les heureux effets que nous
avons obtenus par les ferrugineux dans le traitement des affections périodiques idiopathiques,
nous n'avons pas la prétention d'établir aucune
loi générale applicable dans tous les cas et dans
tous les pays; nous constatons seulement les
résultats de nos observations et de notre pratique
personnelle.

Nous n'insisterons pas davantage. Notre étude,
tout incomplète qu'elle est, suffira pourtant pour
mettre en relief et faire ressortir certains points
cliniques et thérapeutiques que nous avons voulu
plus spécialement toucher. Nous serons contents,
si les praticiens veulent bien expérimenter dans
cette voie avec patience et persévérance, et nous
laisserons aux maîtres de la science le soin de
tirer des corollaires et de poser des aphorismes;
heureux si, par nos faibles efforts, nous avons pu
contribuer en quelque chose au soulagement de
l'humanité souffrante.

TABLE DES MATIÈRES

PREMIÈRE PARTIE.

DEUXIÈME PARTIE.

PARIS. — J. CLAYE, IMPRIMEUR, 7, RUE SAINT-BENOIT.

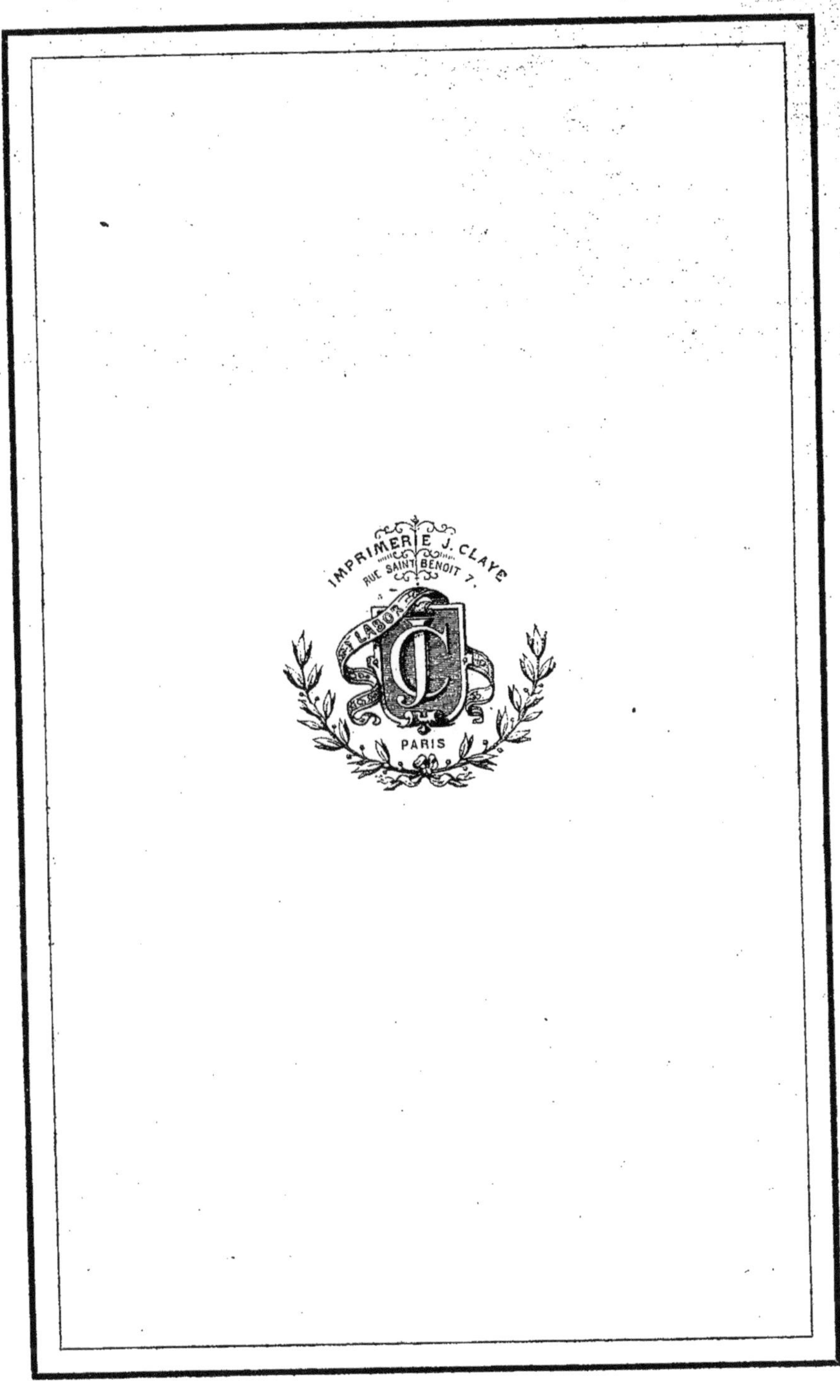

IMPRIMERIE J. CLAYE
RUE SAINT-BÉNOIT 7
LABOR
PARIS

www.ingramcontent.com/pod-product-compliance
Ingram Content Group UK Ltd.
Pitfield, Milton Keynes, MK11 3LW, UK
UKHW031846170726
13836UKWH00004B/1910